**Dr. med. Michael Lehmann**

# HÜFTARTHROSE

**Von der Diagnose bis zum Gelenkersatz**

1. Auflage 2012

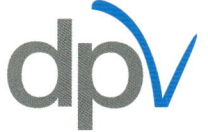

© 2012 dpv - deutscher
patientenverlag gmbh
Elisabeth-Breuer-Str. 9
D-51065 Köln
Tel.: 0221 / 940 82 - 0
www.dp-verlag.de

# Vorwort

Liebe Leserinnen, liebe Leser,

mit diesem Buch möchte ich Patienten und interessierte Laien ansprechen, die sich über das Thema Hüfte und Hüfterkrankungen informieren wollen. Die Medizin hat auf diesem Gebiet in den letzten Jahren rasante Fortschritte gemacht. So gehört der Einsatz von Hüftendoprothesen inzwischen zu den Routineeingriffen. Diese Entwicklung hat sowohl in der medizinischen Fachliteratur als auch in den populären Medien zu einer großen Fülle an Veröffentlichungen und Darstellungen beigetragen. Das große Angebot an Informationen unterschiedlichster Art macht die Orientierung allerdings nicht immer einfach. Gerade Menschen, die akut von einem Hüftleiden betroffen sind, haben jedoch im Allgemeinen den Wunsch, möglichst schnell und gezielt Aufklärung zu erhalten. Und das vor allem dann, wenn es darum geht, eine bestimmte Behandlungsmethode zu wählen.

Als praktizierender Arzt weiß ich, dass es nicht immer ganz leicht ist, komplizierte Zusammenhänge so darzustellen, dass der Patient anschließend nicht von lauter Fachbegriffen und Fremdwörtern verwirrt ist. Das hat nicht zuletzt mit dem wissenschaftlichen Background zu tun, den man sich als Mediziner in einem langjährigen Studium angeeignet hat. So stehen sich denn Arzt und Patient oft wie zwei Menschen gegenüber, die aus unterschiedlichen Welten kommen und verschiedene Sprachen sprechen. Was den Patienten betrifft, so wird zwar niemand von ihm verlangen, dass er sich zu einem medizinischen Experten ausbildet. Aber es kann vielfach hilfreich sein, wenn er sich zumindest ein bestimmtes Basiswissen aneignet.

Der vorliegende Ratgeber will in diesem Sinne behilflich sein. Dabei geht es sowohl um die Anatomie und Funktionsweise des Hüftgelenks als auch um seine unterschiedlichen Erkrankungen sowie traditionelle und moderne Diagnose- und Therapieformen. In diesem Zusammenhang kommt der Arthroskopie eine zunehmende Bedeutung zu. Eine zentrale Rolle spielt die Frage, in welchen Fällen gelenkerhaltende Maßnahmen angebracht sind, und wann ein künstlicher Gelenkersatz erforderlich ist. In einem abschließenden Glossar werden dann wichtige Fachbegriffe und ihre Erklärungen zusammengestellt.

Bedanken möchte ich mich bei allen, die mir bei der Arbeit an diesem Buch geholfen haben.

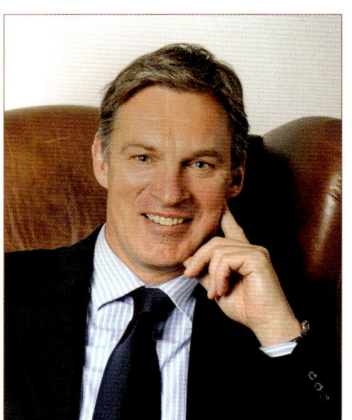

Herzlichst

Ihr Dr. Michael Lehmann
(Facharzt für Orthopädie und Sportmedizin)

Wiesbaden/Freiburg, Mai 2012

# Inhaltsverzeichnis

**Vorwort**   3

**Kapitel 1**
**Aufbau und Funktion des Hüftgelenks**
Die Hüfte – Gelenk der Superlative   6

**Kapitel 2**
**Wie werden Hüfterkrankungen diagnostiziert?**   12

**Kapitel 3**
**Ein „neues" Hüftgelenk – warum?**   22

**Kapitel 4**
**Letzte Ausfahrt vor dem Gelenkersatz**
Gelenkerhaltende Therapiemöglichkeiten – was sie leisten können und was nicht   52

**Kapitel 5**
**Hüftarthroskopie –**
Diagnose und Therapie in einem   70

**Kapitel 6**
**Geschichte der Endoprothetik**   80

**Kapitel 7**
**Die Hüftoperation**
Voraussetzungen, Planung und Ablauf   88

**Kapitel 8**
**Nach der Hüftgelenks-OP**
– wie geht es weiter?   108

**Glossar**   130

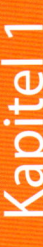

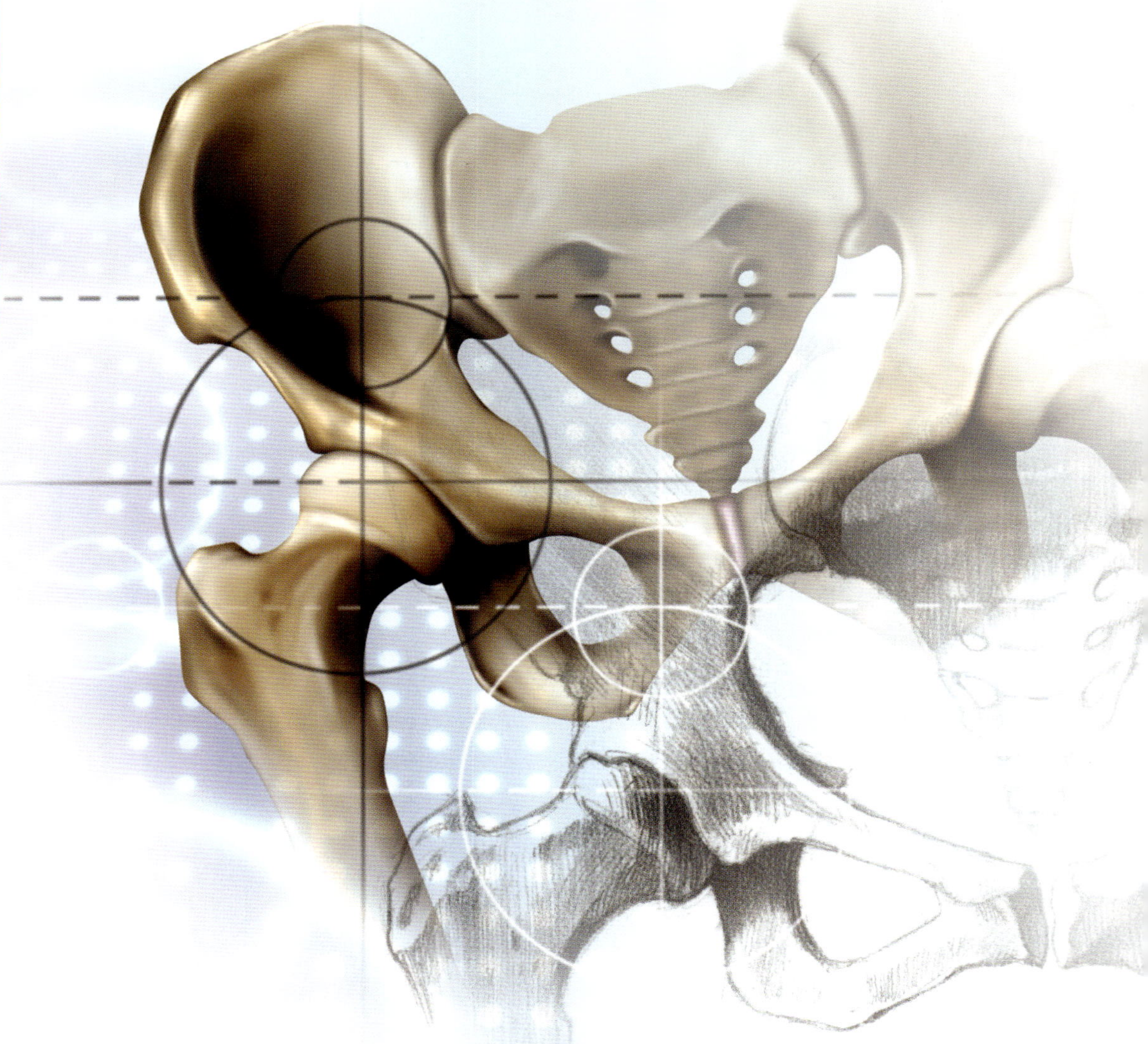

# Kapitel 1
## Aufbau und Funktion des Hüftgelenks

Die Hüfte – Gelenk der Superlative

Unter den vielen Gelenken des menschlichen Körpers ist die Hüfte eines der größten und wichtigsten. Die Hüftgelenke – zwei davon hat jeder Mensch – verbinden den Rumpf mit den unteren Extremitäten und schaffen die Voraussetzungen für deren Bewegung. Die Hüfte macht also möglich, dass wir gehen, laufen, springen, hüpfen etc. können – und das alles in aufrechter Haltung. Die vielfältigen Bewegungen, die durch das Hüftgelenk ausgeführt werden, und das Körpereigengewicht verlangen eine große Belastungsfähigkeit von der Hüfte.

## Beweglichkeit in drei Dimensionen

Die zwei Gelenkpartner der Hüfte sind die Hüftpfanne, ein knöcherner Teil des Beckens und der Hüftkopf, der das Ende des Oberschenkelknochens (Femur) darstellt. Diese beiden Teile bilden zusammen ein Kugelgelenk, wobei Hüftpfanne und -kopf genaue Gegenstücke voneinander sind. Den besonders starken Knorpelring, der den Hüftkopf umschließt, nennt man Pfannenlippe (Labrum). Sie vergrößert den Hüftkopf entsprechend und sorgt so für den guten Halt in der Hüftpfanne. Der Hüftkopf, der einen Umfang von ca. 50 mm hat, wird zwar nicht in vollem Maße, jedoch aber über seine Mitte, den Äquator hinaus von der Pfanne umschlossen, was den Bewegungsradius im Gegensatz zu anderen Kugelgelenken etwas einschränkt. Man spricht daher auch von einem „Nussgelenk". Drei Bewegungsrichtungen, sogenannte Freiheitsgrade, können ausgehend vom Hüftgelenk durch die Beine genutzt werden:
- Freiheitsgrad 1: Strecken und Beugen (Extension und Flexion)
- Freiheitsgrad 2: Abspreizen und Heranziehen (Abduktion und Adduktion)
- Freiheitsgrad 3: Drehungen nach außen und innen (Rotation)

*Das Hüftgelenk ist ein Kugelgelenk und besteht aus Hüftkopf und Hüftpfanne. Diese Gelenkpartner sind mit Knorpel überzogen, an dem Hüftkopf befindet sich ein zusätzlicher, verstärkter Knorpelring, die Pfannenlippe.*

*Der mögliche Bewegungsradius einer Kinderhüfte unterscheidet sich von dem eines Erwachsenen. Für beide gibt es bestimmte Richtwerte, an denen eine mögliche krankhafte Normabweichung gemessen werden kann.*

Die Geometrie des hüftkopfnahen Oberschenkels, des sogenannten Schenkelhalses, kann man – was ein wichtiger Diagnoserichtwert ist – in zwei verschiedene Winkel einteilen: den Centrum-Collum-Diaphysen-Winkel (CCD-Winkel) und den Antetorsionswinkel. Gemessen wird der CCD-Winkel zwischen dem Oberschenkelhals und dem Schaft des Oberschenkelhalsknochens. Bei einem gesunden Kind sollte er ca. 140 Grad und bei einem Erwachsenen 126 Grad messen. Der Antetorsionswinkel bezeichnet die Verdrehung des Schenkelhalses und beträgt im gesunden Zustand bei Kindern ca. 30 Grad und bei Erwachsenen ca. 12 Grad. Abweichungen von den Normwerten können in der Diagnostik Indizien für Fehlstellungen oder krankhafte Veränderungen sein.

*Freiheitsgrad I: Extension und Flexion*

*Freiheitsgrad II: Abduktion und Adduktion*

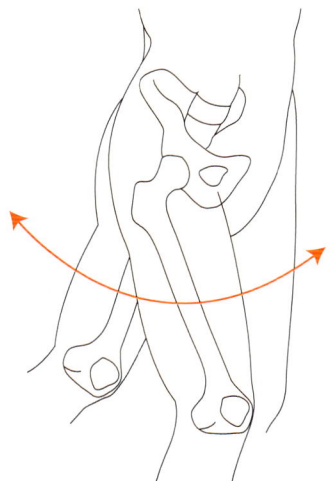
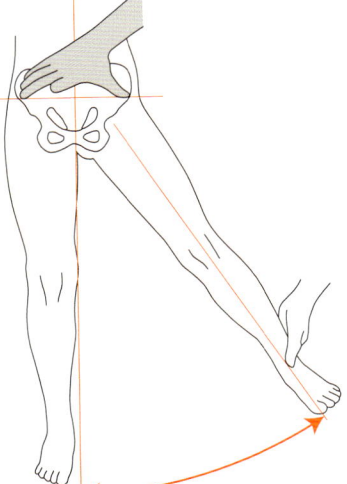
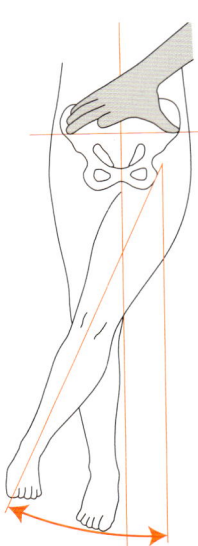

## Gut abgestimmtes Zusammenspiel

Wie bei allen sogenannten echten Gelenken (Diarthrosen) sind auch die Gelenkteile der Hüfte mit Knorpel überzogen, um eine schmerzhafte Reibung von Knochen aufeinander zu verhindern. Zusätzlich sorgt die Gelenkflüssigkeit, die sich zwischen den knorpeligen Enden der Gelenkpartner befindet und in der gelenkumschließenden und -schützenden Kapsel gebildet wird, für Pufferung im Gelenk und einen „reibungslosen" Bewegungsablauf.

Wichtige Bestandteile der Hüfte sind auch die starken Bänder und Muskeln, die sie umgeben und festigen. Sie stellen

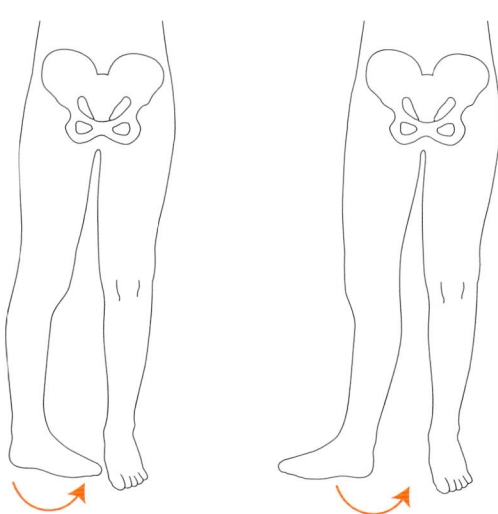

*Freiheitsgrad III: Rotation*

die einzige natürliche Bewegungsbarriere für die Beine und einen schützenden Mantel für das gesamte Hüftkonstrukt dar. Besonders den starken Bändern am Hüftkopf ist es zu verdanken, dass das Gelenk – unter normalen Umständen – nicht auskugeln kann.

## Entstehung der Hüfte

*Bei der Geburt ist die Hüfte noch nicht „fertig". Das Skelett ist bei einem Säugling noch nicht komplett verknöchert. Abgeschlossen ist das Wachstum mit ungefähr 20 Jahren.*

Die Entwicklung des Skeletts, insbesondere der Hüfte, findet im Mutterleib nicht stetig und in gleichbleibender Geschwindigkeit statt. In der fetalen Phase beispielsweise ist der Hüftkopf das stärker wachsende Element im Hüftgefüge. Im Gegensatz zum Wachstum der Hüftgelenkpartner im

*Hüftgelenk (Articulatio coxae)*

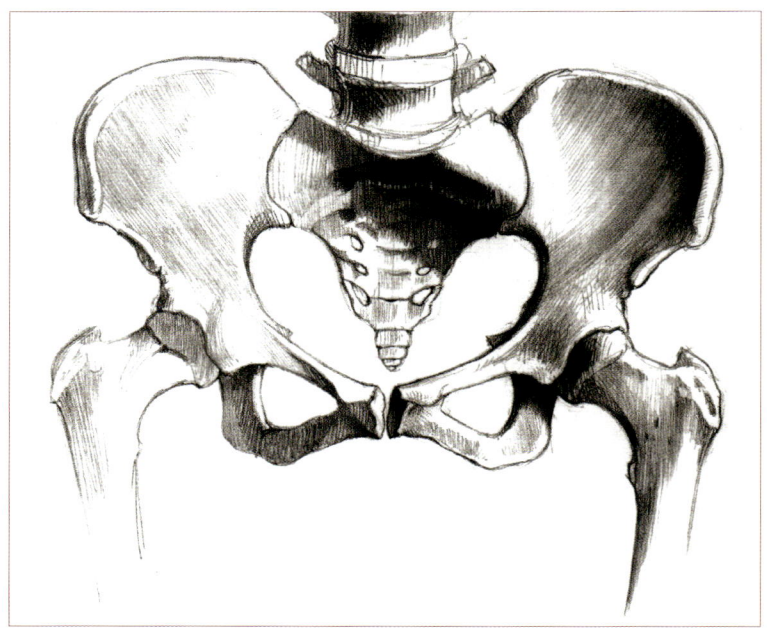

Aufbau und Funktion

Mutterleib läuft das Wachstum nach der Geburt gleichmäßig ab, sodass es – bei einer normalen Entwicklung – keine Unregelmäßigkeiten gibt. Mit der Geburt ist das Hüftgelenk aber noch nicht vollständig ausgebildet, so ist der Hüftkopf zu diesem Zeitpunkt nicht verknöchert und besteht nur aus Knorpel. Abgeschlossen ist das Wachstum der Hüfte, wie auch das gesamte Körperwachstum, ungefähr mit dem 20. Lebensjahr, wobei es bei Mädchen schneller abgeschlossen ist als bei Jungen.

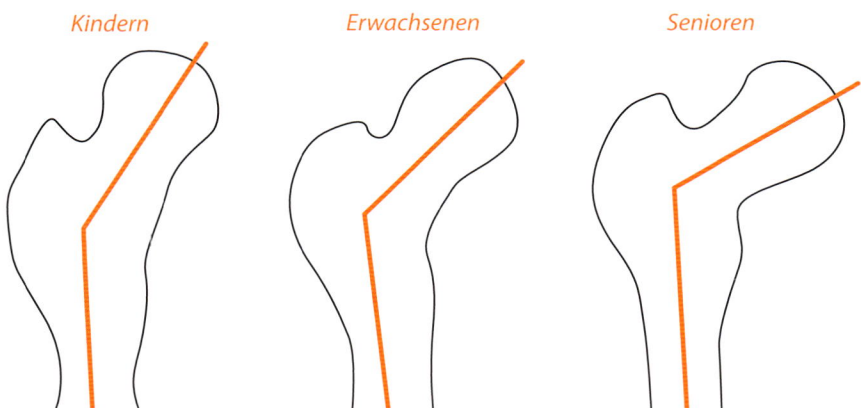

*Schenkelhalswinkel bei Kindern / Erwachsenen / Senioren*

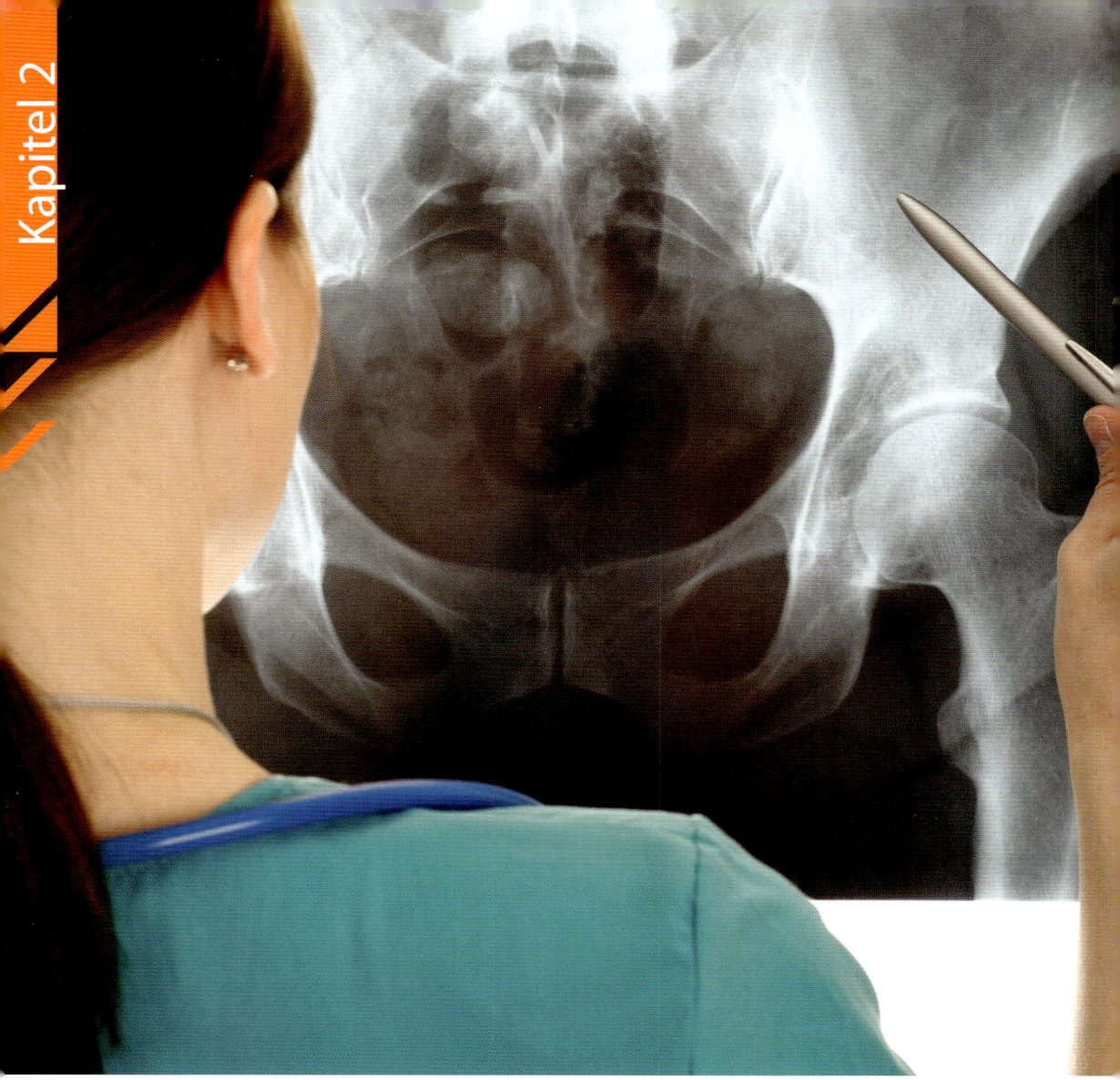

# Kapitel 2
# Wie werden Hüfterkrankungen diagnostiziert?

# Diagnose

Wie bei jeder anderen Untersuchung auch wird ein Patient mit Hüftschmerzen oder hüftbedingten Bewegungseinschränkungen – die meisten Hüftgelenkerkrankungen gehen mit Problemen der Beweglichkeit einher – zunächst ein Gespräch mit dem Arzt führen, das sogenannte Anamnesegespräch. Unter Umständen wird er dieses erst mit dem Hausarzt seines Vertrauens, der ihn dann zu einem Facharzt überweist, führen oder eben direkt mit einem Orthopäden. Wichtig dabei ist es, dass der Arzt ein Gesamtbild zu sehen bzw. zu hören bekommt, denn Hüftschmerzen können viele verschiedene Ursachen haben, die den ganzen Organismus, insbesondere den Bewegungsapparat betreffen. Erkrankungen bzw. Veränderungen der (Lenden-)Wirbelsäule, des Beckens, der Oberschenkel, der Illiosakralgelenke oder auch der Kniegelenke sowie der Füße können die Verursacher von Hüftschmerzen sein.

## Zuhören und genau hinsehen

Der kundige (Fach-)Arzt wird bei der Erhebung der Krankengeschichte gezielte Fragen stellen, z.B. zur Schmerzlokalisation, -stärke und -frequenz, aber auch zu Vorerkrankungen oder angeborenen Fehlstellungen, die eine wichtige Rolle bei der Schmerzentstehung an der Hüfte spielen können.

Dem Gespräch, das meist schon erste Rückschlüsse bzw. eine Eingrenzung der möglichen Erkrankungen herauskristallisieren kann, folgt die körperliche, das heißt klinische Untersuchung. Diese besteht in der Regel aus einer Betrachtung des Patienten in verschiedenen Positionen (Inspektion), einer Tastuntersuchung (Palpation), verschiedenen Funktionstests und der Prüfung des Bewegungsumfangs, der dem Patienten (ohne Schmerzen) möglich ist.

*Ein ausführliches Anamnesegespräch mit dem Arzt kann den Kreis der möglichen Erkrankungen schon wesentlich verringern.*

Besonders bei Hüftbeschwerden kann die genaue Betrachtung des stehenden Patienten oftmals schon sehr aufschlussreich sein. Dysbalancen in Bezug auf die Beinlängen oder auf die Muskelstärke sind so für einen Expertenblick bereits feststellbar. Durch tasten und mit speziellen Instrumenten kann beispielsweise ermittelt werden, ob eine Durchblutungs- oder Sensibilitätsstörung vorliegt. Aber nicht nur stillstehend wird der Patient vom Arzt untersucht, wichtig ist es auch zu sehen, wie er sich bewegt und vor allem geht. Betrachtet wird dabei z. B. wie groß der mögliche Bewegungsumfang der Hüfte ist und wie weit beispielsweise die Beine abgespreizt werden können, bis ein Schmerz zu spüren ist.

### Mögliche Fragestellungen im Erstgespräch bei Hüftproblemen:

- *Wann tritt der Schmerz auf: Bei Bewegung/Belastung (leicht, mittel, schwer) oder auch im Ruhezustand?*
- *Seit wann bestehen die Schmerzen und wie häufig treten sie auf?*
- *Verschlimmern sich die Schmerzen bei bestimmten Bewegungen und strahlen sie aus?*
- *Ging den ersten Schmerzen ein traumatisches Ereignis voraus (z. B. Unfall, Sturz)?*
- *Liegen chronische (z. B. Diabetes, Multiple Sklerose, Rheuma) oder akute (z. B. Bandscheibenvorfall, Gicht) Erkrankungen vor?*
- *Sind Fehlstellungen, z. B. der Füße, bekannt?*
- *Gibt es vererbbare Krankheiten in der Familie?*
- *Betreiben Sie bestimmte Sportarten, durch die eine ungewöhnliche Belastung der Hüfte oder der Beine erfolgen könnte?*

# Diagnose

Um Erkrankungen aus dem rheumatischen Formenkreis zu erkennen, können auch spezielle Blutuntersuchungen (z. B. Rheumafaktor) vonnöten werden.

Femoro-acetabulärer Impingement-Test (FAI): Dieser Test versucht durch eine Kombinationsbewegung aus Beugung/Innendrehung/Anspreizung die Beschwerden eines Patienten mit der Diagnose eines Femoro-acetabulären Impingements (FAI) zu reproduzieren. Wie die meisten klinischen Testverfahren in der Orthopädie ist aber auch dieser Test nicht spezifisch für ein FAI.

## Bildgebende Diagnoseverfahren

Zusätzlich zu diesen Aspekten, die der Arzt „von außen" betrachten und beurteilen kann, werden in aller Regel sogenannte bildgebende Verfahren eingesetzt, um den Körper weiter „unter die Lupe" zu nehmen. Hierzu gehören: Ultraschall, Computertomografie (CT), Kernspintomografie (auch Magne-

*Bildgebung ist in der heutigen Medizin unerlässlich. Auch bei der Diagnose von Hüfterkrankungen werden die verschiedenen zur Verfügung stehenden Verfahren eingesetzt.*

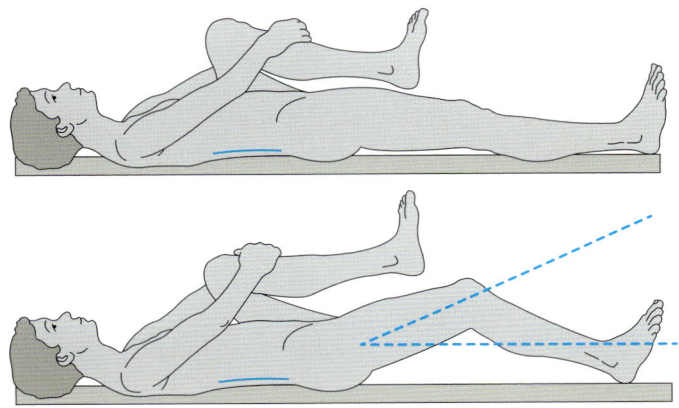

*Rückenlage mit angezogenem Bein (Thomas-Handgriff)*

*oben: gesunde Hüfte unten: erkrankte Hüfte, das nicht angezogene Bein zieht mit nach oben*

tresonanztomografie, kurz MRT genannt) und die Szintigrafie. In manchen Fällen kann es genügen, eines der Verfahren anzuwenden, in anderen ist eine Kombination aus mehreren notwendig, um eine differenzierte Diagnose zu stellen und vor allem einen passenden Therapieplan auszuarbeiten.

Die Röntgentechnik ist dabei die älteste und das am meisten verwendete Verfahren, das die meisten Menschen wohl schon ein-

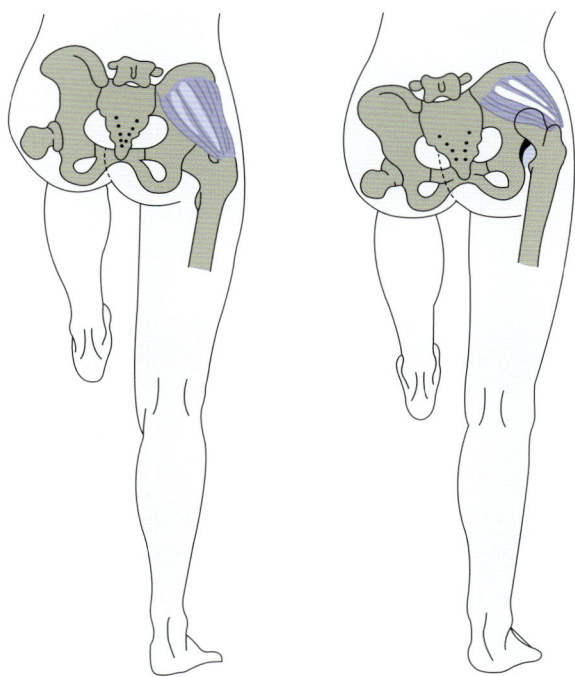

*Funktionstest durch Einbeinstand (Trendelenburg-Zeichen)*
*links: gesund, das Becken bleibt im Einbeinstand gerade*
*rechts: das Becken sinkt auf der Seite des erhobenen Beins nach unten, was ein Zeichen für eine Erkrankung ist*

mal erlebt haben. Röntgenstrahlung durchleuchtet dabei den (menschlichen) Körper bis zu einem gewissen Grad. Die nicht durchstrahlbaren Elemente, wie z. B. Knochen, können dann als Bild sichtbar gemacht werden. Bei Untersuchungen der Hüfte kann es hilfreich sein, Röntgenbilder aus verschiedenen Perspektiven oder in bestimmten Positionen anzufertigen. Besonders zur Beurteilung der knöchernen Situation, wie z. B. Brüche, Fehlstellungen oder Arthrose, sind Röntgenbilder unersetzlich.

Untersuchungen mittels Ultraschall (Sonografie) können den Eindruck des Röntgenbilds vervollständigen. Dabei werden Ultraschallwellen punktuell an die zu untersuchende Körperstelle, in dem Fall an der Hüfte (Hüftgelenksonografie), ausgesendet. Diese Schallwellen werden von den verschiedenen Körperschichten reflektiert. Um ein Bild dieser zu bekommen, nimmt man als Berechnungsgrundlage die Zeitspanne, die zwischen dem ausgesendeten Impuls und der reflektierten Schallwelle liegt. Besonders zur Untersuchung einer kindlichen Hüfte, z. B. bei dem Verdacht auf eine Hüftdysplasie, ist die Ultraschalluntersuchung das wichtigste Diagnoseinstrument.

*Neben der herkömmlichen Röntgenuntersuchung wird die Hüfte heute immer mehr mit Ultraschall, Computertomografie oder Magnetresonanztomografie untersucht.*

Auch mit Röntgenstrahlen wird bei der Computertomografie gearbeitet. Hierbei werden durch die Strahlung in einer Röntgenröhre Signale erzeugt, welche von einem speziellen Computer weiterberechnet werden. Diese Technik macht es möglich, eine Körperschicht aus verschiedenen Perspektiven zu röntgen und diese Informationen zu einem Bild zusammenzufügen. Besonders interessant ist dieses Verfahren, um Veränderungen an den rein knöchernen Strukturen ggf. sogar 3-dimensional zu analysieren, wie z. B. Absplitterungen (knöcherne Gelenkkörper), komplexe Brüche mit Gelenkbeteiligung oder auch bei Arthrosen zur Prothesenplanung.

## Was kann beurteilt werden bei ...

- *Inspektion:* im Stand: Beckenstand, Position der Rollhügel am Oberschenkel, Beckenmuskulatur und ggf. Verschmächtigung dieser; gehend: Schonhaltungen, Hinken; liegend: Schonhaltungen und Asymmetrien der Beine, Beinachsenstellung.

- *Palpation:* Druckschmerzhaftigkeit an Sehnenansätzen, muskulären Strukturen und über der Gelenkkapsel; in die Hüfte ausstrahlende Schmerzen können durch Berührung von sog. Triggerpunkten ausgelöst werden; Lageveränderungen von Hüftknochen bei bestimmten Bewegungen; Spannungszustand der Muskulatur;

- *Bewegungsumfangstests:* Sowohl in Rückenlage als auch in Bauchlage wird die Bewegung in allen drei möglichen Freiheitsgraden getestet; das Ende der jeweiligen Bewegungsexkursion wird durch die Mitbewegung des Beckens signalisiert.

- *Funktionstests:* Bestimmte Bewegungsmuster werden durch den Arzt (passiv) oder durch den Patienten selbst (aktiv) durchgeführt; Drehman-Zeichen: Die Hüfte ist bei passiver Beugung immer nach außen gedreht; Trendelenburg-Zeichen: Steht der Patient auf einem Bein und die gegenüberliegende Seite des Beckens sinkt ab, liegt eine Muskelschwäche oder gar Lähmung der Gesäßmuskulatur des Standbeines vor. Femoro-acetabulärer Impingement-Test (FAI): Dieser Test versucht durch eine Kombinationsbewegung aus Beugung/Innendrehung/Anspreizung die Beschwerden eines Patienten mit der Diagnose eines Femoro-acetabulären Impingements (FAI) zu reproduzieren. Wie die meisten klinischen Testverfahren in der Orthopädie ist aber auch dieser Test nicht spezifisch für ein FAI.

Die Magnetresonanztomografie (MRT) – oder auch Kernspintomografie genannt – kommt ganz ohne Strahlung aus. Das Verfahren arbeitet mit Magnetfeldern, die atomare Teilchen resonant anziehen. Empfindliche Messgeräte dokumentieren und analysieren diese Resonanz und ein spezielles Computersystem erzeugt das MRT-Bild. Bei der Magnetresonanztherapie werden zur Hervorhebung entzündlicher, durchblutungsgeminderter oder auch geschädigter Strukturen häufig Kontrastmittel in Form einer intravenösen Gabe eingesetzt, seltener auch direkt in das Gelenk gespritzt. Dies eignet sich besonders zur Darstellung von Muskulatur, Sehnen, Kapsel-Band-Strukturen und Knorpel. Im Bereich der Hüfte wird die Kontrastmittelgabe vor allem angewandt, um Verletzungen der Gelenklippe (Labrum) sowie des Knorpels beim sog. Femoro-acetabulären Impingement qualitativ und quantitativ darzustellen.

Weniger zu den Standardverfahren gehörend, aber dennoch in bestimmten Fällen ein wichtiges Instrument zur Untersuchung bei orthopädischen Erkrankungen ist die Szintigrafie. Sogenannte Radiopharmaka, also radioaktive Stoffe (schwache Radioaktivität) werden in die Blutbahn oder einzelne Organe gegeben, um dann über die Bildgebung zu prüfen, ob und wie sie sich ablagern. So reichern sich diese Stoffe in aktiverem Gewebe stärker an, was dann im Szintigramm zu sehen ist. Aktiver können Gewebe- und Organstrukturen sein, wenn Entzündungen und degenerative Prozesse vorliegen oder auch bei Gewebewucherungen, wie Tumoren. In der Orthopädie wird die Szintigrafie heute oft angewendet, um Lockerungen von Endoprothesen festzustellen.

Um nicht nur einzelne Strukturen des Gelenkes rein statisch zu betrachten, sondern das Gelenk als Ganzes sogar unter der

*Um das Gelenk und seine Komplexität genau betrachten zu können, kann man heute eine Arthroskopie durchführen, bei der eine kleine Kamera in das Gelenk eingeführt wird.*

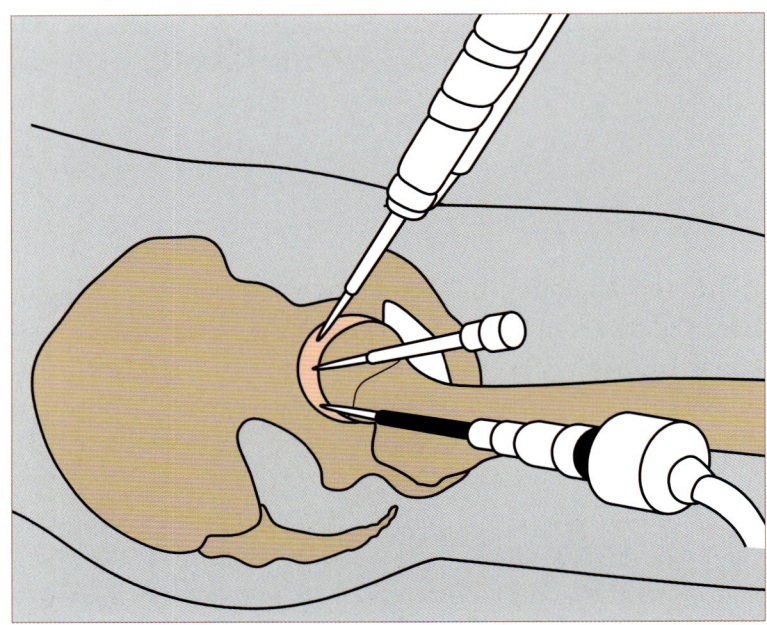

Bewegung analysieren zu können, steht auch für die Hüfte mittlerweile die Arthroskopie als komplexes diagnostisches und therapeutisches Verfahren zur Verfügung. Dabei werden durch sehr kleine Schnitte spezielle, dünne Instrumente sowie spezielle Optiken mit einer Kamera eingeführt. Der Untersucher kann das Gelenk auf einem großen Bildschirm sehr genau betrachten, funktionell untersuchen und geschädigte Strukturen (z. B. Knorpel, Gelenklippe) rekonstruktiv behandeln (s. Kapitel 5).

## Neurologische Untersuchungen

Bei entsprechendem Verdacht können auch neurologische Untersuchungen notwendig werden. Hierbei gilt es, genau zu ermitteln, welche Ursache Störungen der Motorik oder Sensibilität haben. Solche Untersuchungen können z. B. bei Lähmungen als Poliomyelitis-Spätfolge oder bei Spastiken notwendig werden.

## Besondere Obacht für die kindliche Hüfte

Hüftuntersuchungen bei Säuglingen und Kleinkindern gehören zu den Standarduntersuchungen bei Kindern und sind von besonderer Wichtigkeit. Es gibt einige Hüfterkrankungen und Fehlstellungen, die sich während des Wachstums entwickeln können, aber auch solche, die sich schon im Mutterleib bilden können. Je früher sie erkannt und behandelt werden, desto größer sind die Chancen, spätere lebensqualitätseinschränkende Folgen zu verhindern. Besonderes Augenmerk liegt dabei auf der Erhaltung des Gelenkes und dessen Funktion. Die Untersuchungen an sich sind ähnlich denen von Erwachsenen, gestalten sich allerdings zum einen insofern schwieriger, als dass ein Anamnesegespräch nicht oder nur eingeschränkt durchzuführen ist und zum anderen dadurch, dass viele kindliche Hüfterkrankungen, wie z. B. der Morbus Perthes oder die Epiphysenlösung unter Umständen erst Jahre bis Jahrzehnte nach ihrer Entstehung Beschwerden hervorrufen können.

Kurz nach der Geburt werden Säuglinge in Rückenlage unter anderem auf ihre Hüftfunktion hin untersucht. Stellt dann ein erfahrener Arzt bei der Sonografie eine Hüftdysplasie fest, können durch das Anlegen einer Spreizhose oder breites Wickeln spätere Dysplasiefolgen (z. B. frühzeitige Hüftarthrose) vermieden werden. Erfolgen müssen diese Maßnahmen jedoch im Säuglingsalter, bevor die sogenannte Hüftreife abgeschlossen ist.

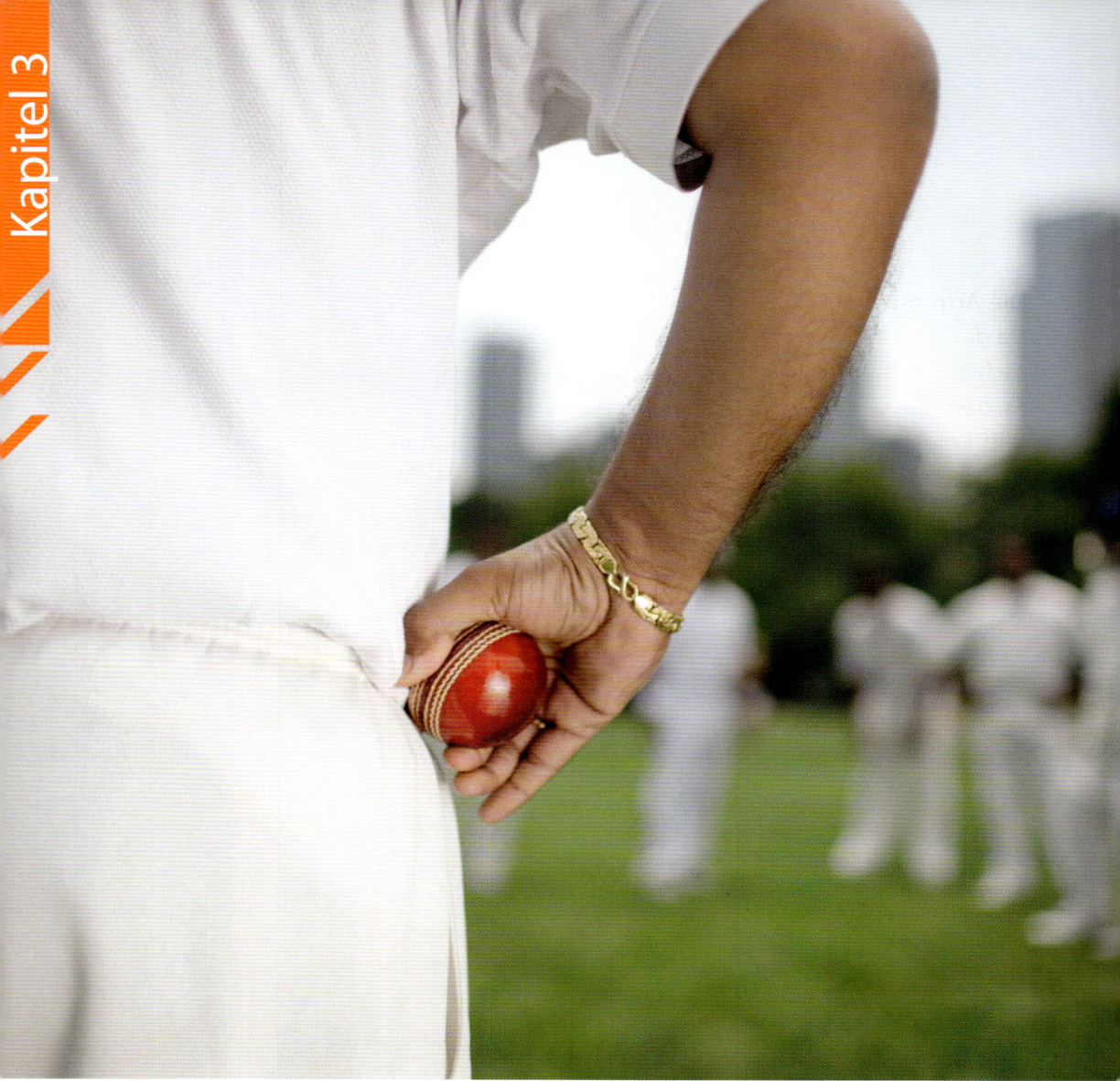

# Kapitel 3

## Ein „neues" Hüftgelenk – warum?

# Erkrankungen

## 3.1 Erste Anzeichen richtig deuten/ Prophylaxe

Die Arthrose gehört zu den Erkrankungen auf leisen Sohlen. Da der Knorpel weder Nerven noch Blutgefäße enthält, verursachen Knorpelschäden zunächst keine Schmerzen. So kommt es, dass der Patient auch dann, wenn man im Röntgenbild bereits krankhafte Veränderungen feststellen kann, häufig keine Beschwerden bzw. keine reellen Schmerzen verspürt. Zudem verläuft der Krankheitsprozess in der Regel sehr langsam und schließt immer wieder beschwerdefreie Zeiträume ein, sodass sich die Betroffenen das wirkliche Ausmaß ihrer Probleme manchmal erst nach Jahren bewusst machen.

*Die Krankheitsprozesse verlaufen zunächst oft sehr langsam.*

### Knochenanbauten führen zu krankhaften Veränderungen der Hüftpfanne

Der Entstehungsprozess einer Arthrose erfolgt stets nach einem bestimmten Muster. Zunächst treten feine Risse im Gelenkknorpel auf, die sich zunehmend erweitern. Im Laufe der Zeit lösen kleine absterbende Knorpelabriebpartikel eine Gelenkhautentzündung (Synovitis) aus, die dann beim Patienten die Schmerzen auslöst. Um den wachsenden Druck zu verringern, der auf ihm lastet, versucht das Gelenk, eine größere Gelenkfläche zu bilden. Dadurch kommt es zu Knochenanbauten (Osteophyten). Bei einer Hüftarthrose ergeben sich daraus krankhafte Verformungen im Bereich der Hüftpfanne und eine Schrumpfung der Gelenkkapsel. Im Röntgenbild zeigt sich dies in einem verkleinerten Gelenkspalt. Die Folgen solcher krankhaften Veränderungen sind schmerzhafte Funktionsstörungen. Typisch ist der sogenannte Anlaufschmerz bei Beginn eines Bewegungsablaufs. Begleitend kann ein Gefühl der Steifigkeit hinzukommen. Im Allgemeinen lässt der Schmerz wie-

*Feine Risse im Gelenkknorpel werden im Laufe der Zeit größer.*

der nach, sobald das Gelenk „eingelaufen" ist. Er kann jedoch nach längerem Stehen oder Gehen als sogenannter Ermüdungsschmerz zurückkehren.

## Auch die umgebende Muskulatur wird in Mitleidenschaft gezogen

*Nicht nur das Gelenk selbst, sondern auch die umgebenden Muskeln können Schmerzen auslösen.*

Der konkrete Ursprung der Schmerzen kann variieren. Auslöser ist nicht nur das Gelenk selbst, sondern auch die umgebende große Muskulatur. Vor allem an den Muskeln des Gesäßes und der Oberschenkel machen sich schmerzhafte

### Wo können Schmerzen bei einer Hüftgelenksarthrose auftreten?

*Schmerzen bei einer Hüftarthrose treten vor allem in der Leistenregion, aber auch an Hüftaußenseite, Gesäßmuskulatur und Oberschenkel auf. Nicht selten haben sie ausstrahlenden Charakter. Manchmal strahlen die Schmerzen von der Oberschenkelvorderseite bis ins Knie aus. Das führt möglicherweise zu Fehldeutungen vonseiten der Patienten. Wenn sich bei einer Untersuchung trotz Schmerzen kein Krankheitsbefund im Knie ergibt, sollte daher immer die Möglichkeit in Betracht gezogen werden, dass es sich um eine Hüfterkrankung handeln könnte. Durch eine kompensatorische Mehrbelastung von Iliosakralgelenken (ISG) und unterer Lendenwirbelsäule kommt es in der Folge auch im unteren Rückenbereich zu zunehmenden und wiederholt auftretenden Beschwerden. Einklemmungsartige Schmerzen können vielfältige Ursachen haben: degenerative Labrumeinrisse, freie Gelenkkörper, arthrotische Knochenanbauten, sog. Osteophyten, Schleimbeutelirritation im Bereich der Hüftbeugesehne (Iliopsoas).*

*Auch Knieschmerzen können unter Umständen auf eine Hüfterkrankung hindeuten.*

Verspannungen und Verhärtungen bemerkbar. Verstärkt wird dies häufig durch eine ungesunde Schonhaltung, durch welche die Beweglichkeit weiter eingeschränkt wird. Ursache für die Schmerzen können auch die überlasteten Sehnen der betroffenen Muskeln sein. Häufig werden Schmerzen deshalb nicht nur in die Leiste, sondern auch auf den großen Rollhügel (Trochanter major) an der Hüftaußenseite projiziert.

## Vermeiden Sie Überlastungen

Folgende Regeln sollten Sie beachten, wenn eine Hüftgelenksarthrose bei Ihnen festgestellt wurde:

- Tragen Sie keine schweren Lasten. Das gilt besonders für Zeiten, in denen Sie keine Schmerzen verspüren.
- Reduzieren Sie Übergewicht.
- Vermeiden Sie es, zu lange zu sitzen. Stehen Sie lieber zwischendurch öfter auf und bewegen Sie sich.
- Schädlich ist auch zu langes Stehen. Führen Sie daher möglichst viele Arbeiten im Haushalt im Sitzen durch.
- Wählen Sie großzügig weite Kleidungsstücke. Enge Hosen oder Röcke üben einen schmerzhaften Druck auf Gelenke, Muskeln und Sehnenansätze aus.
- Sorgen Sie für ausreichenden und erholsamen Schlaf, damit Ihre Gelenke die nötige Erholung bekommen. Dabei sollten Sie nach Möglichkeit nicht auf dem erkrankten Hüftgelenk liegen.
- Achten Sie auf ausreichende Bewegung. Auf diese Weise wird der verbliebene Knorpel gut ernährt und ein Muskelmantel gebildet, der die Gelenke entlastet. Besonders geeignet sind Sportarten, die unter reduzierter Gewichtsbelastung durchgeführt werden, wie Schwimmen oder Radfahren.

*Zu große Belastungen sollten vermieden werden.*

*Bewegung fördert die Ernährung des Knorpels.*

## 3.2 Hüftverschleiß ist (k)eine Frage des Alters

*Die Hüftgelenksarthrose ist keine reine Seniorenkrankheit.*

In Deutschland erkranken jährlich etwa 100 000 Menschen an einer Hüftgelenksarthrose. Auch wenn davon mehr ältere als jüngere Menschen betroffen sind, wäre es falsch, von einer reinen „Seniorenkrankheit" zu sprechen. Immerhin kommt es nicht selten vor, dass Menschen, die jünger als 40 Jahre sind, an einer Hüftarthrose erkranken. Zu den Risikofaktoren, die neben dem Alter eine Rolle spielen, zählen genetisch bedingte Ursachen, ungesunde Lebensgewohnheiten wie regelmäßige schwere körperliche Arbeit oder Übergewicht. Daneben üben auch belastende Sportarten einen nicht zu unterschätzenden Einfluss auf die Entstehung der Krankheit aus. So wurde in einer britischen Studie nachgewiesen, dass Profifußballer ein mehrfach erhöhtes Risiko für eine Hüftgelenksarthrose aufweisen, und das selbst dann, wenn sie sich in ihrer aktiven Zeit niemals eine ernsthafte Hüftverletzung zugezogen haben. Wenn sich eine Arthrose ohne erkennbare Ursache herausbil-

*Profifußballer haben ein größeres Risiko, an einer Hüftgelenksarthrose zu erkranken.*

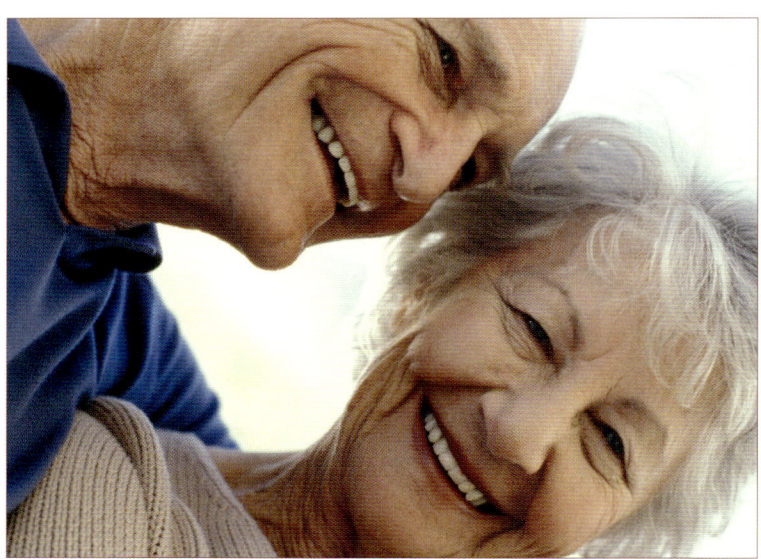

det, spricht man von einer primären Arthrose. Liegt dagegen eine Vorschädigung vor, so spricht man von einer sekundären Arthrose. Vorerkrankungen, welche die Entstehung einer Hüftgelenksarthrose begünstigen, werden auch als Präarthrosen bezeichnet. Hierzu gehören

- angeborene oder erworbene Gelenkfehlstellungen, die zu einer überhöhten Belastung an bestimmten Stellen des Gelenks und damit zum Knorpelabrieb führen. Hierzu gehört vor allem das sog. Femoro-acetabuläre Impingement (FAI), ein mechanisches Konfliktproblem zwischen Oberschenkelkopf und Gelenkpfanne bzw. Gelenklippe (Labrum). Die Pathologie des FAI, welche erst seit wenigen Jahren als häufige Ursache einer Arthroseentwicklung bekannt wurde, muss als Präarthrose bezeichnet werden.
- die jugendliche Hüftkopflösung (Epiphysiolyse), hervorgerufen durch eine Verschiebung zwischen Oberschenkelhals und Hüftkopf. Begünstigt wird diese Erkrankung durch den Umstand, dass Hüftkopf und Oberschenkelhals beim Kind durch eine sogenannte Wachstumsfuge getrennt sind, also noch nicht durchgehend knöchern miteinander verbunden sind.
- die Hüftdysplasie, eine Fehlbildung, bei der die Pfanne des Hüftgelenks zu klein oder zu flach ist und dem Hüftkopf keinen stabilen Halt geben kann. Da das Pfannendach den Hüftkopf nicht vollständig überdeckt, wird die Last lediglich von einem zu kleinen Teil des Gelenks getragen.
- die Hüftkopfnekrose, eine lokale Durchblutungsstörung des Hüftkopfes, die mit dem teilweisen Absterben seiner knöchernen Anteile einhergeht und zu seiner Verformung führt.
- Morbus Perthes, eine Knochenbildungsstörung im Kindesalter. Ursache sind Durchblutungsstörungen des kindlichen Hüftkopfes, die zu dessen zunehmender Verformung führen. Da die Erkrankung während der Wachstumsphase auftritt, ist

*Bei einer Hüftdysplasie ist die Hüftgelenkspfanne zu klein und kann den Hüftkopf nicht vollständig überdecken.*

es, anders als bei einer Hüftkopfnekrose, möglich, dass die Verwachsungen wieder ausgeglichen werden.

*Diabetes mellitus kann zu Durchblutungsstörungen und dadurch zu einer Verformung des Hüftkopfes führen.*

- Diabetes mellitus. Diese Stoffwechselerkrankung kann zu Durchblutungsstörungen im Bereich des Hüftkopfes führen. Möglicherweise kommt es dadurch zu einer Hüftkopfverformung, im ungünstigen Fall sogar zu einem Absterben des Hüftkopfes.
- Rheumatoide Arthritis. Infolge chronischer Entzündungsprozesse werden Substanzen freigesetzt, die das Hüftgelenk angreifen und in letzter Konsequenz zerstören können.
- Gicht. Aufgrund eines erhöhten Harnsäuregehalts im Blut besteht eine erhöhte Gefahr, dass sich Harnsäurekristalle im Hüftgelenk ablagern. Dadurch wird die glatte Oberfläche des Gelenks zerstört.

## Frauen sind häufiger betroffen als Männer

*Frauen haben einen weniger belastbaren Knorpel als Männer*

Eine sekundäre Hüftgelenksarthrose tritt häufig bereits zwischen dem 30. und 40. Lebensjahr auf. Erschwerend kommt hinzu, dass Präarthrosen in vielen Fällen nicht rechtzeitig erkannt werden. So können die degenerativen Veränderungen weiter fortschreiten, bis sich eine vollständige Arthrose herausbildet. Verstärkend auf den Krankheitsverlauf können sich eine hochdosierte Cortisonbehandlung oder starker Alkoholkonsum auswirken. Übrigens sind Frauen häufiger von einer Hüftgelenksarthrose betroffen als Männer. Das hängt damit zusammen, dass ihr Knorpel weniger belastbar ist.

## 3.3 Die rheumatische Hüfte

Auch die rheumatoide Arthritis gehört zu den Krankheiten, die eine Hüftgelenksarthrose begünstigen können. Dabei handelt

# Erkrankungen

es sich um eine meistens in Schüben verlaufende Erkrankung, die ihre Ursache primär nicht im Gelenk selbst, sondern in einer Fehlreaktion des Immunsystems hat und fast immer mehrere Gelenke betrifft. Die Folge ist eine chronische Entzündung der Gelenkschleimhäute, Sehnenscheiden und Schleimbeutel. Die Symptome bestehen zunächst in schmerzhaften Schwellungen und einer Überwärmung der Gelenke sowie einer Druckempfindlichkeit und Bewegungseinschränkung. Bei der Hüfte bestehen die Symptome in einer schmerzhaften Druckempfindlichkeit in der Leiste oder über der Oberschenkelaußenseite und dem großen Rollhügel. Darüber hinaus kann die Beweglichkeit eingeschränkt werden. Wenn der Krankheits-

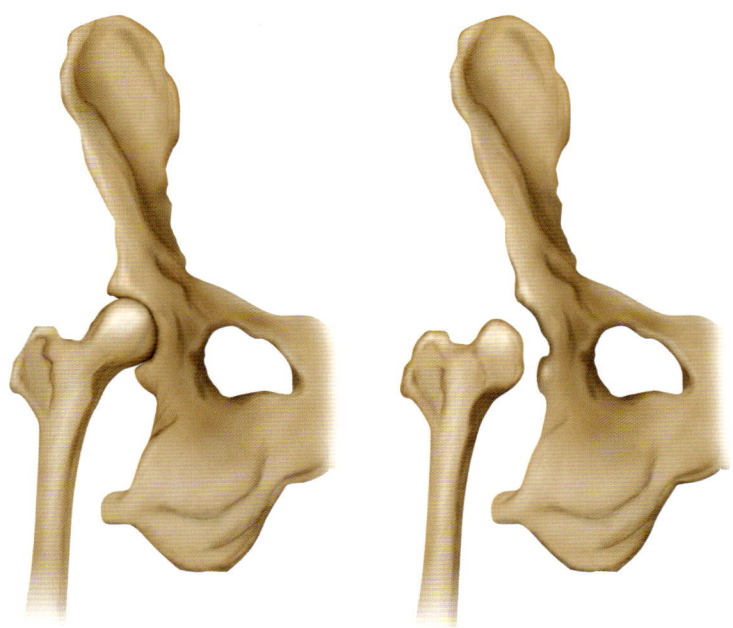

*links: gesunde Hüfte, rechts: krankhaft veränderte Hüfte*

prozess über einen längeren Zeitraum andauert, führt dies in der Regel zu einer Zerstörung der Gelenkfunktion.

## Rheumatische Hüftgelenksentzündungen heilen oft schnell wieder ab

*Bei einer aktivierten Arthrose kommt es zu einer beschleunigten Zerstörung eines vorgeschädigten Gelenks.*

Rheumatische Hüftgelenksentzündungen treten im Rahmen einer bereits bestehenden rheumatischen Erkrankung auf, z. B. einer Spondylitis ankylosans (Morbus Bechterew) oder einer sogenannten reaktiven Arthritis. Darunter versteht man eine Arthritis, die infolge eines bakteriellen Infektes anderer Organe, wie Darm, Harnwege oder Lunge, entsteht. Sowohl bei einer Spondylitis ankylosans als auch bei einer reaktiven Arthritis kommt es in der Regel zu einer raschen Abheilung. Nur äußerst selten werden die Beschwerden chronisch. Gravierender in ihren Auswirkungen ist die sogenannte aktivierte Hüftgelenksarthrose. Darunter versteht man Phasen einer intensivierten Entzündungsreaktion des bereits arthrotisch vorgeschädigten Gelenks. Ursache ist ein vermehrter Abrieb aus

### DIE ZENTRALE HÜFTLUXATION

*Eine typische Verletzung im Bereich des Hüftgelenks ist die sogenannte zentrale Hüftluxation. Sie ist eine Sonderform der traumatischen Hüftluxation. Mögliche Ursache ist eine starke, axiale Gewalteinwirkung auf den Oberschenkel, etwa in Folge von Autounfällen mit hoher Geschwindigkeit oder einem Sturz aus großer Höhe. Dabei durchbricht der Hüftkopf die Pfanne und rutscht in den Raum des kleinen Beckens. Unbedingt erforderlich ist in solchen Fällen ein unfallchirurgischer Eingriff, da ansonsten die Funktionstüchtigkeit des betroffenen Beines nicht erhalten werden kann.*

Knorpel und Knochenzellen, den man mit dem sprichwörtlichen „Sand im Getriebe" vergleichen kann. Indem der Körper versucht, die Abriebpartikel mithilfe sogenannter „Mastzellen" zu verdauen und aufzulösen, kommt es zu einer verstärkten Bildung von Flüssigkeit. Der Druck im Gelenk nimmt somit zu. Die Beschwerden äußern sich in starken Schmerzen und Bewegungseinschränkungen.

## Man muss gegen die rheumatische Grunderkrankung vorgehen

Bei der Therapie einer rheumatischen Hüfte kommt es darauf an, gegen die zugrunde liegende rheumatische Grunderkrankung vorzugehen. Dabei nimmt die Verabreichung von Antirheumatika einen wichtigen Stellenwert ein. Daneben spielen Krankengymnastik und physikalische Therapie eine entscheidende Rolle. In bestimmten Fällen kann es erforderlich sein, die Gelenkinnenhaut operativ zu entfernen, um die fortschreitende Gelenkzerstörung zu stoppen. Wenn alle diese Maßnahmen erfolglos bleiben, ist der Einsatz eines künstlichen Hüftgelenks in Erwägung zu ziehen.

## 3.4 Hüftverschleiß als Unfallfolge

Hüftarthrosen können auch durch Knochenbrüche im Bereich der Hüftpfanne oder des Schenkelhalses hervorgerufen werden. Das Gleiche gilt für Verrenkungen, die infolge von Unfällen im Hüftbereich entstehen. Jede Formveränderung schwächt die Gelenkfunktion. Oft kann es Jahre dauern, bis nach einem Unfall im Hüftgelenksbereich eine Arthrose ausgelöst wird. Diese Gefahr besteht vor allem dann, wenn Bänder verletzt oder Teile der Gelenkoberfläche zerstört wurden und sich die Stellung der Gelenke verändert hat. Grundsätzlich ist daher nach unfallbe-

*Auch Brüche im Bereich von Hüftpfanne oder Oberschenkelhals können zu einer Hüftarthrose führen.*

*Selbst winzige Knochenstufen können noch Jahrzehnte später eine Arthrose auslösen.*

dingten Verletzungen dringend darauf zu achten, dass Knorpel-, Knochen- und Bänderanteile möglichst vollständig wiederhergestellt werden. Denn selbst dann, wenn Knochenstufen von lediglich wenigen Millimeterbruchteilen zurückbleiben, kann dies noch nach Jahrzehnten zu einer Arthrose führen. Studien belegen, dass Menschen, die in der Wachstumsphase oder im jungen Erwachsenenalter ein Hüftgelenkstrauma erleiden, später wesentlich häufiger an einer Arthrose erkranken.

### 3.5 Andere Erkrankungen

### Hüftdysplasie

Die Hüftdysplasie zählt zu den häufigsten angeborenen Knochendefekten beim Menschen. Ursache ist eine ungenügende Überdachung des Hüftkopfes durch eine zu kleine Hüftpfanne, welche den Hüftkopf nicht richtig umschließt.

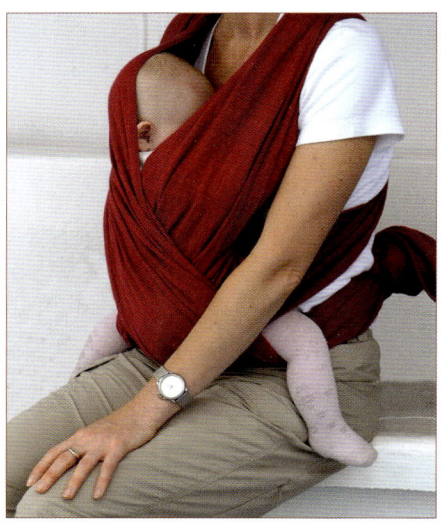

*Auch breites Wickeln oder die Verwendung von Tragetüchern kann die Hüftreife positiv beeinflussen.*

Betroffen sind etwa 3-5 % aller Neugeborenen; das sind rund 30.000 Babys pro Jahr. Anders als bei älteren Kindern und Erwachsenen besteht das Hüftgelenk bei Neugeborenen ausschließlich aus Knorpel. Vom dritten bis zum neunten Lebensmonat wird der Knorpel in der Hüftpfanne und im Hüftkopf zunehmend durch Knochen ersetzt. Damit eine korrekte Verknöcherung möglich wird, ist es erforderlich, dass Hüftkopf und Hüftpfanne in der richtigen Position zueinander stehen. Wenn die Position physiologisch nicht korrekt ist, kommt es im Laufe der Zeit zu einer knöchernen Fixierung dieser Fehlstellung.

*Das Hüftgelenk von Neugeborenen besteht fast ausschließlich aus Knorpel.*

## Säuglinge werden routinemäßig untersucht

Seit 1996 werden Säuglinge daher routinemäßig einem Screening unterzogen, mit dem eine etwaige Fehlstellung sicher erkannt werden kann. Die Standardmethode für die Untersuchung ist die Sonografie (Ultraschalluntersuchung). Mit diesem Verfahren, bei dem keine Strahlenbelastung auftritt, lassen sich die knorpeligen und knöchernen Strukturen im Allgemeinen gut erfassen. So lässt sich erkennen, welchen Reifungsgrad die Hüftpfanne aufweist und wie groß das Ausmaß der Minderentwicklung ist. Viele solchermaßen erkannte Hüftdysplasien – allerdings bei Weitem nicht alle – können innerhalb des ersten Lebensjahres durch das Tragen einer sogenannten Spreizhose wirksam korrigiert werden. Geschieht dies nicht, so resultiert aus der Hüftdysplasie später vielfach eine Hüftarthrose. Man geht davon aus, dass bis zu 70 % aller Hüftarthrosen letztlich dysplasiebedingt sind. Treten im Erwachsenenalter Beschwerden auf, so kann man zunächst versuchen, mit einer Hüftarthroskopie eine Besserung herbeizuführen. Eine anspruchsvolle operative Korrekturmöglichkeit ist die dreifache Beckenosteotomie, bei

*Die Standardmethode zur Untersuchung von Fehlstellungen ist die Sonografie.*

welcher die Deckung des Hüftkopfes durch eine Pfannenschwenkoperation erreicht wird. So kann man den Einsatz einer Hüftendoprothese manchmal um Jahre hinauszögern oder gar vermeiden.

## Hüftkopfnekrose

Unter einer Hüftkopfnekrose (aseptische Knochennekrose) versteht man alle erworbenen Erkrankungen im Bereich des Hüftkopfes, die infolge einer Mangeldurchblutung des Hüftkopfes zum teilweisen oder vollständigen Absterben des Hüftkopfes führen. Aufgrund der Mangelversorgung sind die Knochenzellen nicht mehr in der Lage, für den ständigen Knochenauf- und -abbau zu sorgen. Deshalb werden die Knochenbälkchen im Innern des Knochens, die dem Hüftkopf seine Form und Festigkeit geben, nicht mehr erneuert und es entstehen löchrige Strukturen. Der Knochen ist folglich nicht mehr in der Lage, sich den wechselnden Belastungen anzupassen. Falls nicht rechtzeitig eine geeignete Therapie erfolgt, drohen bleibende Schäden am Hüftgelenk. Je mehr jedoch der abgestorbene Knochen des Hüftkopfes

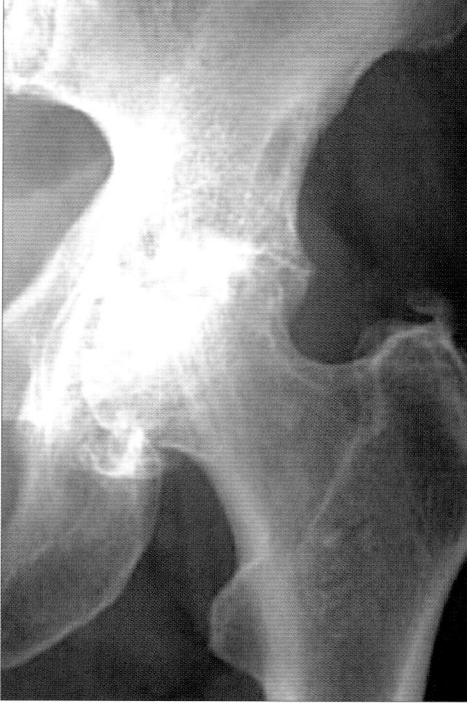

*Poröse Strukturen im Inneren des Hüftkopfes können zu einem Einbruch des Knorpels führen.*

unter dem Knorpel seine Stabilität einbüßt, desto größer wird die Gefahr, dass der Knorpel, der selbst unmittelbar gar nicht von der Mangelversorgung betroffen ist, einbricht und eine Arthrose entsteht.

## Vor allem Männer zwischen 35 und 40 sind betroffen

Statistische Untersuchungen haben gezeigt, dass eine Hüftkopfnekrose, wenn sie nicht behandelt wird, in 85 Prozent der Fälle einen Einbruch des Hüftkopfes und somit eine Hüftarthrose zur Folge hat. Man unterscheidet zwischen einer primären (idiopathischen) und einer sekundären Hüftkopfnekrose. Die primäre Hüftkopfnekrose tritt ohne begleitende Erkrankung auf und erfasst überwiegend Männer zwischen dem 35. und 45. Lebensjahr. In 30 bis 70 Prozent der Fälle tritt sie an beiden Seiten auf.

*Unbehandelte Hüftkopfnekrosen führen meistens zu einer Arthrose.*

Bei der sekundären Hüftkopfnekrose dagegen besteht immer ein direkter Zusammenhang mit anderen Krankheiten. Hierzu zählen
- stoffwechselbedingte Durchblutungsstörungen (z. B. Blutzuckererhöhungen bei Diabetes mellitus, Fettstoffwechselstörungen oder Morbus Gaucher, eine vererbte Zuckerstoffwechselstörung)
- unfallbedingte Schädigungen der Hüftkopfgefäße (z. B. nach kopfnahem Schenkelhalsbruch
- Sichelzellenanämie, eine genetisch bedingte, erbliche Bluterkrankung
- Lupus erythemathodes, eine Autoimmunkrankheit, die Herz, Leber, Niere und Gelenke befällt
- Thrombosen
- Blutzelltumoren

- rheumatische Erkrankungen
- strahlungsbedingte Schädigungen des Hüftkopfes
- Knochenschädigungen aufgrund von Kortison
- Schäden infolge von Alkoholmissbrauch

## Es wird immer schwerer, die Belastungen des Alltags zu ertragen

In ihrem frühesten Stadium macht sich eine Hüftkopfnekrose häufig durch ein schleichendes Ziehen in der Leiste bemerkbar. Manchmal treten auch plötzlich einschießende Leistenschmerzen auf. Für die Patienten wird es zunehmend schwerer, die normalen Belastungen des Alltags zu ertragen. Darüber hinaus ist es oft mit Schwierigkeiten verbunden, das Gelenk nach innen zu drehen. Zu Beginn der Erkrankung treten die Schmerzen in bestimmten Intervallen auf und sind zunächst vor allem bewegungs- und belastungsabhängig. Im fortgeschrittenen Stadium können sie auch im Ruhezustand akut werden. Manchmal konzentrieren sie sich im Bereich von Leiste und Gesäß und strahlen bis in den Oberschenkel oder zum Knie aus. Zugleich werden die Beweglichkeit und Belastbarkeit im Laufe der Zeit immer mehr eingeschränkt.

## Morbus Perthes kann zu einem frühzeitigen Hüftverschleiß führen

Eine Sonderform der Hüftkopfnekrose ist der Morbus Perthes, auch juvenile Hüftkopfnekrose genannt. Dabei kommt es zu einem Absterben der Epiphyse, also desjenigen Teils des Hüftkopfes, der oberhalb der Wachstumsfuge liegt. Verläuft die Erkrankung ungünstig, flacht die Epiphyse ab und der Kopf verbreitert sich. Das kann später zu einem vorzei-

# Erkrankungen

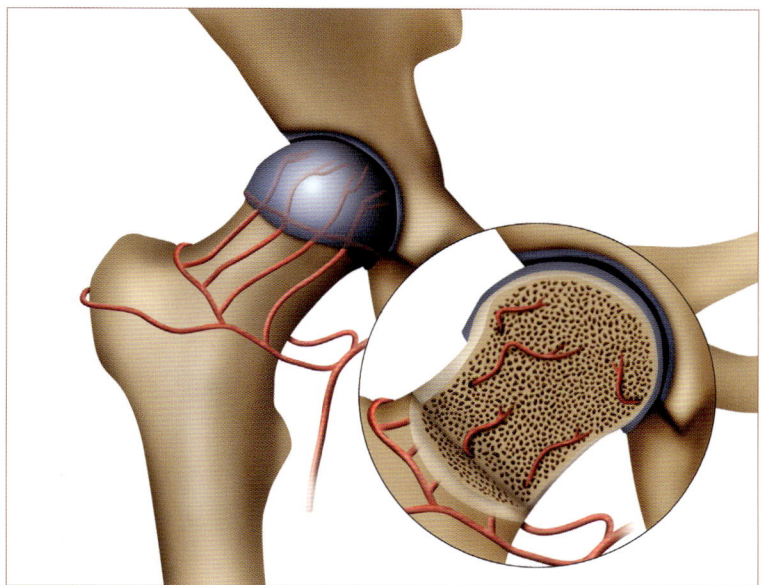
*gesunder Hüftkopf*

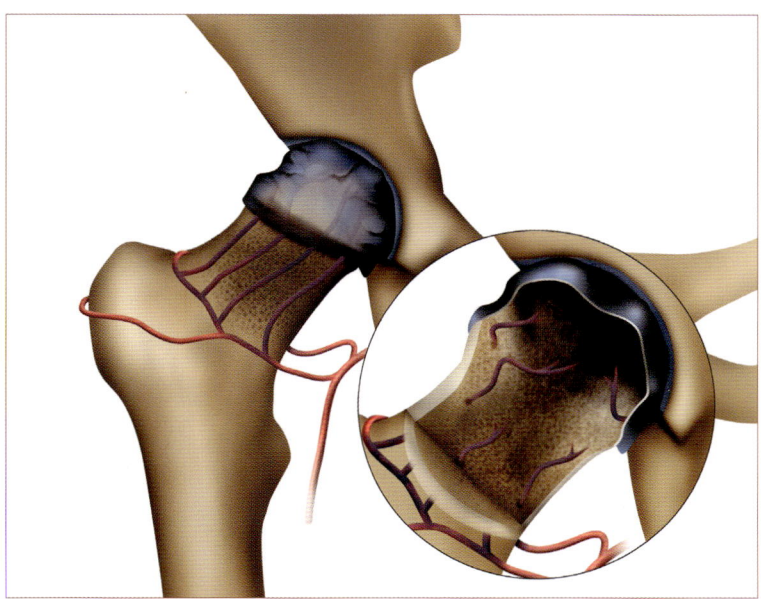
*krankhaft verformter Hüftkopf*

tigen Hüftverschleiß führen. Hauptsächlich betroffen sind Jungen. Inzwischen hat sich herausgestellt, dass die Prognose umso besser ist, je jünger das Kind beim Auftritt der Erkrankung ist. Die Therapie zielt darauf ab, die Knochenzerstörung auszuheilen und dafür zu sorgen, dass die verbleibende Wachstums- und Formveränderung des Hüftgelenks möglichst gering ist.

## Bei CDR laufen die krankhaften Prozesse innerhalb von Monaten ab

Von der Hüftkopfnekrose zu unterscheiden ist die Coxarthrose destructive rapide (CDR), die zwar die klinisch und diagnostisch gleichen Erscheinungsbilder aufweist, jedoch mit einer wesentlich schnelleren Zerstörung des Hüftkopfes

---

### BORRELIOSEÜBERTRAGUNG DURCH ZECKENBISSE

*Zeckenbisse können Spätfolgen haben. Noch Monate bis Jahre nach dem Kontakt mit den Erregern, den Borrelien, besteht das Risiko, dass sich eine sogenannte Lyme-Arthritis bildet – eine Gelenkentzündung, die vor allem an einzelnen großen Gelenken auftritt, also auch am Hüftgelenk. Dort kommt es zu Rötungen, Schwellungen und manchmal auch zu Gelenkergüssen. In vielen Fällen betrifft die Erkrankung, die nicht immer mit Schmerzen verbunden sein muss, nur ein Gelenk. Nach längerem Verlauf können krankhafte Veränderungen auftreten, welche zu Fehlfunktionen und Fehlstellungen führen. Eine genaue Diagnose ist häufig erst durch eine Laboruntersuchung möglich. Die Therapie besteht vor allem in der Verabreichung von Antibiotika.*

und der Pfanne einhergeht. Während die Prozesse bei der Hüftarthrose in der Regel innerhalb von Jahren stattfinden, sind es bei der CDR nur einige Monate.

## Die zerstörerischen Prozesse werden oft erst spät erkannt

Da sich die Hüftkopfnekrose über einen längeren Zeitraum entwickelt und dabei im Allgemeinen sehr langsam voranschreitet, wird sie oft erst spät erkannt. Für die Diagnose kommt erschwerend hinzu, dass sich die krankhaften Veränderungen im frühesten Stadium oft noch nicht im Röntgenbild nachweisen lassen. Das hat damit zu tun, dass dort lediglich Veränderungen der Knochenstruktur erkennbar werden. Die Knochenbälkchen werden jedoch erst Wochen nach dem Absterben der Knochenzellen abgebaut. Um genauere Aufschlüsse über die Veränderungen im erkrankten Knochen zu erhalten, bedarf es weitergehender Untersuchungsmethoden wie der Magnetresonanztomografie. Wenn die zerstörerischen Prozesse weiter fortschreiten, werden bei der Untersuchung im noch lebendigen Teil des Knochens bestimmte Umbauvorgänge sichtbar – ein Zeichen dafür, dass der Körper versucht, den abgestorbenen Teil abzuschotten.

*Krankhafte Veränderungen im Hüftkopf lassen sich im Röntgenbild oft nicht erkennen.*

## Eine ursächliche Behandlung ist nicht möglich

Im Allgemeinen ist es nicht möglich, eine Hüftkopfnekrose ursächlich zu behandeln. Günstigenfalls gelingt es, die Nekroseprozesse im Frühstadium zu verlangsamen oder gar ganz aufzuhalten. Im Vordergrund der Behandlung stehen zunächst konservative Maßnahmen wie die Verabreichung von schmerz- oder entzündungshemmenden Medikamenten sowie physiotherapeutische Behandlungen. Helfen diese Methoden nicht weiter, so sollte

*Hüftkopfnekrosen werden zunächst konservativ behandelt.*

über eine Hüftoperation nachgedacht werden. Mögliche Eingriffsformen sind Knochenbohrungen wie z. B. Pridie-Bohrungen oder Umstellungsosteotomien. In gravierenden Fällen stellt sich als einziger Ausweg der Einsatz eines künstlichen Hüftgelenks dar.

Bakterielle Entzündungen. Weitere Krankheitsursachen sind bakterielle Entzündungen. Heute kommt es seltener vor, dass Bakterien über das Blut in die Gelenkflüssigkeit eindringen und dort eine Gelenkentzündung auslösen. Ggf. siedeln sich verschleppte Bakterien, wie sie z. B. nach einer Mandelentzündung auftreten können, in der Gelenkflüssigkeit an und vermehren sich dort. Das führt zu einer Steigerung des Stoffwechsels, verbunden mit Rötung und Überwärmung. Dauerhaft schädigend auf den Knorpel wirken sich dabei vor allem die vermehrt anfallenden sauren Stoffwechselendprodukte aus, die nur verzögert abgebaut werden. Gelenkentzündungen treten manchmal auch nach einer Gelenkpunktion oder Gelenkoperation auf. Abwehrschwächend können sich darüber hinaus eine lange andauernde Kortisonbehandlung der Gelenke sowie die Zuckerkrankheit auswirken.

*Auch eine längere Kortisonbehandlung kann die Abwehrkraft der Gelenke auf Dauer schwächen.*

Tumoren des Knorpels und des Knochens. Bösartige Tumoren, die sich von Knorpelzellen ableiten – sogenannte Chondrosarkome -, treten verstärkt in der Nähe zum Hüftgelenk auf, also im Bereich von Oberschenkel und Becken. Die Erkrankung kommt gehäuft zwischen dem 30. und 50. Lebensjahr vor und betrifft mehr Männer als Frauen. Chondrosarkome reagieren nur wenig auf Strahlen- und Chemotherapie. Wichtigste Option ist die operative Entfernung des Tumorgewebes.

## Osteosarkome bilden häufig Metastasen aus

Tumoren, die aus dem Knochen hervorgehen, nennt man Osteosarkome. Sie treten verstärkt bei männlichen Kindern und

# Erkrankungen

Jugendlichen auf und entstehen in den Metaphysen (Wachstumszonen) der langen Röhrenknochen oder in der Spongiosa (jungen Knochensubstanz) der kleineren Knochen. Auch der Bereich von Hüfte und Becken gehört zu den häufiger betroffenen Regionen. Osteosarkome neigen dazu, Metastasen auszubilden, die über die Blutbahn in andere Abschnitte des Skeletts oder die Lymphknoten eindringen. Um den Tumor zu behandeln, werden sowohl chemotherapeutische als auch operative Methoden angewandt.

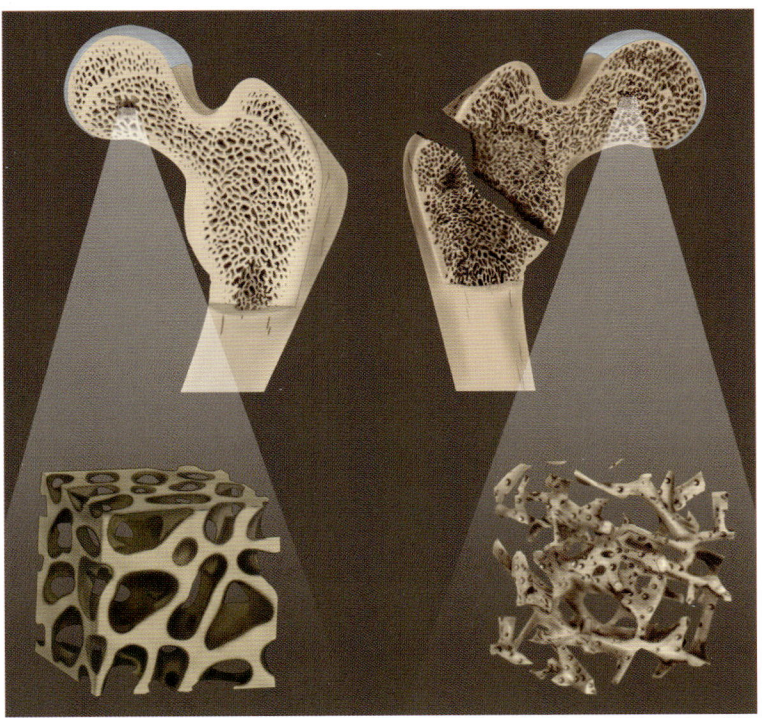

*links normaler, rechts osteoporotischer Knochen*

## Risiko Oberschenkelhalsfraktur

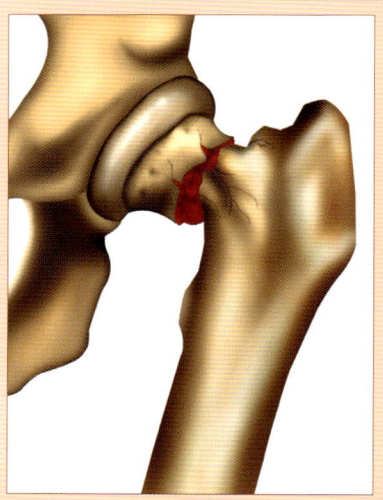

Zu den größten Gefahren, denen Menschen mit Osteoporose ausgesetzt sind, gehört die Oberschenkelhalsfraktur. Sie führt in zahlreichen Fällen zu dauernder Bettlägerigkeit und in der Folge sogar zum Tod. Der Oberschenkelhals geht vom langen Hals des Oberschenkelknochens ab und trägt die Kugel des Hüftgelenks. Dieser Knochen ist ohnehin nicht sehr kräftig und wird daher durch die Osteoporose zusätzlich gefährdet. Äußerer Anlass ist meistens ein Sturz. Ein sogenannter stabiler Oberschenkelhalsbruch lässt sich manchmal auch ohne operativen Eingriff behandeln. Dies kann mit Hilfe einer Schmerztherapie sowie mit intensiver Krankengymnastik und der Verabreichung von Heparin geschehen. Ein instabiler Oberschenkelhalsbruch dagegen muss in jedem Fall operiert werden. Ziel ist es, die Belastbarkeit so schnell wie möglich wiederherzustellen. In einfacheren Fällen genügt häufig das bloße Verplatten oder Verschrauben des Bruches. Bei einer komplizierteren Fraktur werden der Oberschenkelhals und das Hüftgelenk durch eine Endoprothese ersetzt. Um die frühere Mobilität wiederherzustellen, ist eine intensive physiotherapeutische Nachbehandlung erforderlich. Ein wirksamer Schutz zur Verhinderung von osteoporotischen Oberschenkelhalsfrakturen lässt sich durch den Einsatz von Hüftprotektoren herstellen.

# Erkrankungen

## 3.6 Osteoporose

Osteoporose, umgangssprachlich auch Knochenschwund genannt, ist die häufigste Knochenerkrankung im fortgeschrittenen Alter. Ihr Kennzeichen ist ein übermäßiger Abbau von Knochensubstanz. Ursache ist eine Störung im Knochenstoffwechsel, welche dazu führt, dass sich die Knochenmasse über das übliche Maß hinaus verringert. Der Knochen verliert daher seine Festigkeit, sodass schon leichtere Belastungen und Verletzungen wie z. B. der Stoß vor einen Türpfosten oder ein scheinbar harmloser Sturz einen Bruch zur Folge haben können. Betroffen sind vor allem Wirbel, Oberschenkelhälse und Handgelenke. Man unterscheidet zwischen einer primären und einer sekundären Osteoporose. Während die primäre Osteoporose „selbstständig", d. h. ohne Verbindung mit einem anderen Krankheitsbild auftritt, entsteht die sekundäre Osteoporose als Folge einer bereits vorliegenden Erkrankung. Sie kommt im Vergleich zur primären Osteoporose wesentlich seltener vor.

*Ein gestörter Knochenstoffwechsel führt zu einem übermäßigen Abbau an Knochensubstanz.*

### Betroffen sind vor allem Frauen nach der Menopause

Von einer primären Osteoporose sind vor allem Frauen nach den Wechseljahren betroffen. Schätzungen gehen davon aus, dass deutschlandweit etwa ein Drittel aller Frauen nach der Menopause unter einer Osteoporose leiden. Das hängt damit zusammen, dass der Östrogen-

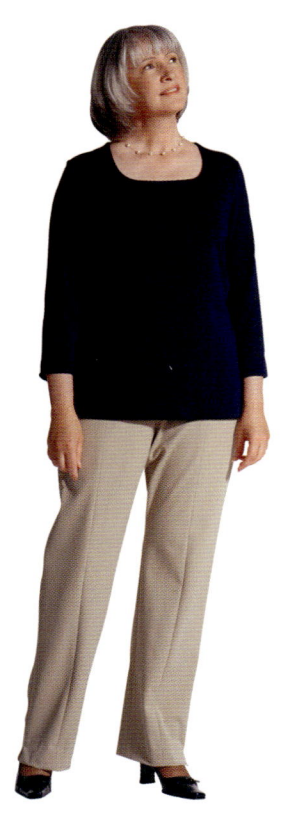

spiegel in diesem Lebensabschnitt sinkt. Während das weibliche Hormon Östrogen die Frauen während des gebärfähigen Alters im Allgemeinen vor Knochenabbau schützt, lässt diese Funktion mit Beginn der Menopause nach, sodass sich der altersbedingte Verlust an Knochensubstanz beschleunigt. Vergleichbare Prozesse finden in gewissem Umfang auch bei Männern statt. Bei ihnen spielt das männliche Hormon Testosteron eine wichtige Rolle für den Schutz vor Knochenabbau. Da die Produktion von Testosteron im Alter zurückgeht, lässt dieser Schutz nach. Der entsprechende Vorgang setzt jedoch später ein, als es bei Frauen der Fall ist, und verläuft zudem deutlich langsamer. In größerem Ausmaß erkranken Männer erst ab dem 70. Lebensjahr an einer Osteoporose.

*Osteoporose bei Männern kann durch den Rückgang der Testosteronproduktion hervorgerufen werden.*

Weitere Faktoren, die das Auftreten einer Osteoporose begünstigen, sind:
- Störungen der Nebenschilddrüse
- eine Schilddrüsenüberfunktion mit der Folge einer übermäßigen Kortisonproduktion der Nebenniere
- eine chronische Unterversorgung mit Kalzium, etwa aufgrund einer Mangelernährung oder von Magen-Darm-Erkrankungen
- die regelmäßige, hochdosierte Einnahme kortisonhaltiger Medikamente über einen längeren Zeitraum
- die hochdosierte Therapie mit Schilddrüsenhormonen
- übermäßiger Konsum von Nikotin, Alkohol und Colagetränken
- Untergewicht
- Bewegungsmangel

Unbehandelt kann eine Osteoporose zu bleibenden Schäden führen. Deutlich sichtbar sind vor allem die Folgen von Wirbelkörperbrüchen: Die Körpergröße nimmt ab und es bildet sich

# Erkrankungen

ein Rundrücken, der sogenannte Witwenbuckel. Durch die ständigen Schmerzen sind die Betroffenen dauerhaft in ihrer Lebensqualität eingeschränkt. In zahlreichen Fällen kommt es dazu, dass sie dauerhaft auf fremde Hilfe angewiesen sind. Eine besondere Gefahr für ältere Patienten ergibt sich daraus, dass sie aufgrund einer verlangsamten Reaktionsfähigkeit öfter stürzen, als es bei jüngeren Menschen der Fall ist. Da die Muskulatur zudem meistens weniger gut trainiert ist, können sie diese Stürze schlechter abfangen.

*Typisches Symptom einer fortgeschrittenen Osteoporose ist der sogenannte Witwenbuckel.*

*Manchmal führt bereits ein einfacher Stoß zu einem Bruch.*

## Im Verdachtsfall empfiehlt sich eine Knochendichtemessung

Im Anfangsstadium macht sich eine Osteoporose für den Patienten zunächst kaum bemerkbar. Auch der Arzt erkennt die Krankheit oft erst dann, wenn es bereits zu einem Knochenbruch gekommen ist. Um eine Diagnose zu stellen, wird der Patient zunächst danach befragt, welche Vorerkrankungen vorliegen, ob und wo Schmerzen auftreten und welche Ri-

*Im Anfangsstadium ist eine Osteoporose auch für den Arzt oft nicht erkennbar.*

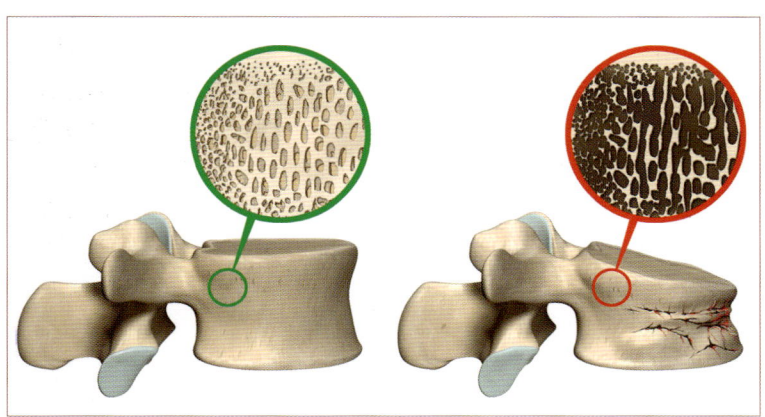

*Gesunder und osteoporotisch veränderter Knochen am Beispiel eines Wirbelkörpers*

sikofaktoren für eine Osteoporose vorhanden sind. Ergibt sich dabei der Verdacht auf eine Osteoporose, werden entsprechende diagnostische Verfahren angewendet. Dazu gehört vor allem die sogenannte Knochendichtemessung, die sich besonders dann empfiehlt, wenn bereits mehrere Knochenbrüche aufgetreten sind. Die bekannteste Methode, die dazu benutzt wird, ist die Dual-Röntgen-Absorptiometrie (DXA – engl. dual-energy-x-ray-absorptiometry). Dabei werden zwei schwache Röntgenstrahlen durch die Knochen am Oberschenkel oder an der Lendenwirbelsäule geschickt. Die Knochendichte wird daran gemessen, wie sehr die Intensität dieser Röntgenstrahlen abgeschwächt wurde.

## 3.7 Ernährung und Arthrose

*Die Therapie zielt auf eine positive Beeinflussung des Knochenstoffwechsels.*

In der Behandlung und Vorbeugung der Arthrose spielt die Ernährung, insbesondere die Auswahl der richtigen Lebensmittel, eine nicht unerhebliche Rolle. So ist Übergewicht bereits für die Entstehung der Arthrose ein entscheidender Faktor. Auch wenn sich eine Arthrose schließlich nicht heilen lässt, der Verlauf und das Fortschreiten der Arthrose lassen sich mit einer bewussten Ernährung deutlich positiv beeinflussen.

Ein Beispiel, das diesen Sachverhalt verdeutlicht: In Australien wurde bei jüngeren Übergewichtigen bereits in sehr jungem Alter ein Rückgang des Knorpels festgestellt, während Normalgewichtige Arthroseanzeichen erst in höherem Alter aufwiesen. Dies liegt zum einen einfach an der erhöhten Gewichtsbelastung, zum anderen aber auch am typischen Ernährungsverhalten übergewichtiger Patienten.

Es gibt eindeutig Nahrungsmittel und Ernährungsweisen, die den Verlauf von Arthrose ungünstig beeinflussen. Lebens-

## Erkrankungen

mittel mit einem hohen Anteil an Omega-6-Fettsäuren unterstützen entzündliche Gelenkerkrankungen und fördern so schmerzhafte Gelenkreaktionen.

Sogenannte Entzündungsmediatoren (Thromboxane, Prostaglandine, Leukotriene) verstärken Entzündungsprozesse. Sie werden aus der Arachidonsäure gebildet.

Arachidonsäure kommt ausschließlich aus tierischen Lebensmitteln, wie Fleisch, Wurst und Käse (siehe auch Tabelle). Im Gegensatz dazu bremsen die Omega-3-Fettsäuren aus Seefisch entzündliche Reaktionen im Gewebe.

Ein weiteres Beispiel: In einer speziellen Zwillingsstudie in England untersuchten die Forscher den Einfluss der Ernährung auf Hüftarthrose. Ein hoher Anteil an Gemüse und Früchten in der Ernährung zeigte einen eindeutig knorpelschützenden Effekt. Besonders gut geschützt waren Personen mit einem hohen Anteil an Lauchgemüse, Zwiebeln und Knoblauch in der Ernährung. Gemüse und Obst liefern einen hohen Anteil an Vitaminen, Mineralien und Spurenelementen (siehe auch Nahrungsergänzung), die sowohl antioxidativ, aber auch knorpelprotektiv wirken.

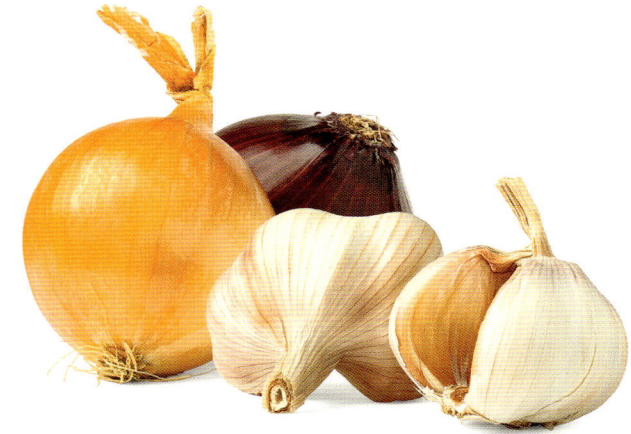

Sie sollten deshalb Ihr Ernährungsverhalten umstellen. Reduzieren Sie den Anteil von Fleisch, Wurst, Käse, Margarinen mit gehärteten Fettsäuren, aber auch Sonnenblumenöl. Erhöhen Sie im Gegenzug den Anteil an

Seefisch, Walnüssen, frischem Gemüse und Obst in Ihrer Ernährung. Nutzen Sie Oliven- und Rapsöle. Besonders Lauchgewächse, Zwiebeln und Knoblauch sollten Sie in Ihren Speiseplan aufnehmen.

Nähere Tipps zur Gewichtsabnahme geben wir Ihnen unter dem Thema Übergewicht im Kapitel 8.

## 3.8 Nahrungsergänzung

Viele Menschen, gerade jüngere, die sich mit der Diagnose Hüftarthrose konfrontiert sehen, fragen sich, was sie selber tun können, um den weiteren Verlauf zu beeinflussen und den Zeitpunkt für den Einsatz eines künstlichen Gelenkes hinauszuschieben.

Sensibilisiert für das Thema Nahrungsergänzung werden diese in Zeitschriften und im Internet zahlreiche Hinweise und Ratschläge finden, die mit der Behandlung von Arthrose in Verbindung stehen. Die Frage stellt sich: Kann die Arthrose durch die Ernährung oder spezielle Nahrungsergänzungsmittel beeinflusst werden?

Nach dem derzeitigen Wissensstand muss diese Frage mit einem „Ja" beantwortet werden. Es liegen zahlreiche, seriöse Studien vor, in denen ein positiver Effekt auf die Entwicklung einer Arthrose – hier vor allem am Knie – nachgewiesen werden konnte.

Für die Hüftarthrose liegen entsprechende Untersuchungen noch nicht vor, allerdings kann davon ausgegangen werden, dass diesbezüglich kein wesentlicher Unterschied zwischen Knie- und Hüftknorpel vorliegen dürfte.

## Besonders intensiv untersucht sind die sogenannten Chondroprotektiva

(Knorpelschutzstoffe) Glucosamin und Chondroitinsulfat, die beide für den Knorpelaufbau unerlässlich sind. Sinnvoll sind aber nicht nur diese Substanzen, sondern wie schon im Kapitel Ernährung aufgezeigt, auch der Einsatz von Omega-3-Fettsäuren, Vitamin E, C und D, Zink, Kupfer, Mangan und Selen sowie Silizium.

Die Omega-3-Fettsäuren, (Eicosapentaensäure EPA, Docosahexaensäure DHA) hemmen Entzündungsprozesse, balancieren den Zytokinstoffwechsel und können den Bedarf an Schmerzmedikamenten (nichtsteroidale Antirheumatika) verringern.

Die Vitamine E, C und D bilden einerseits antioxidativen Schutz, hemmen andererseits Entzündungsprozesse und senken das Osteoporoserisiko (Knochenschwund).

*Wichtig ist eine ausreichende Versorgung mit Vitamin D.*

Zink, Kupfer, Mangan, Selen und Silicium sind Cofaktoren bei der Hemmung von Entzündungsreaktionen und helfen bei Quervernetzung der Proteoglykansynthese (Knorpelaufbau).

Allerdings gibt es bei den Nahrungsergänzungsmitteln große Unterschiede. Es ist nicht entscheidend, wie viele Substanzen auf der Packung angeben sind, viel wichtiger ist, dass diese Substanzen auch vom Körper aufgenommen werden können. Einige Nahrungsergänzungsanbieter kümmern sich um ganzheitliche Konzepte mit optimaler Bioverfügbarkeit, sinnvoll kombinierten Produkten ohne Interaktionen und Produktionsqualität nach dem Standard der Pharmazeutischen Industrie, dem sogenannten GMP-Standard (z. B. FitLine).

Bei der Substitution der Chondroprotektiva sollte beachtet werden, dass die Substanzen in gereinigter Form und definierter Dosierung vorliegen. Viele Produkte haben häufig einen stark schwankenden Wirkstoffgehalt und erlauben keine exakte Dosierung. Empfohlen werden als Tagesdosis 1500 mg Glucosamin und 800 mg Chondroitin.

Bei den wichtigen Omega-3-Fettsäuren sollte nicht nur auf die Mengenangaben auf der Packung geachtet werden, sondern auch auf die Bioverfügbarkeit des Produktes. So sind fettlösliche Substanzen wie die Omega-3-Fettsäuren, aber auch Vitamin E und D schlecht löslich und werden daher nur schwer vom Körper aufgenommen. Wasserlösliche Substanzen werden dagegen sehr gut resorbiert. Einige Nahrungsergänzungsanbieter haben sich aus diesem Grund intensiv mit der Resorption von Nährstoffen beschäftigt und es geschafft, über spezielle Techniken insbesondere die Omega-3-Fettsäuren in eine wasserlösliche Form zu bringen. Dies führt zu einer deutlich besseren Nutzung der Inhaltsstoffe.

Mineralien und Spurenelemente wie Zink, Mangan und Silicium sollten getrennt in eigenen Produkten vorliegen, da sie mit Ballaststoffen in Lebensmitteln und Produkten reagieren.

Gemeinsam ist allen Nahrungsergänzungsmitteln, dass sie nicht kurzfristig wirken, sondern ein Effekt erst nach frühestens 3 Monaten beurteilt werden kann.

Außerdem ist eine Wirkung in frühen Stadien der Erkrankung, wenn noch ausreichend regenerationsfähiger Knorpel vorhanden ist, naturgemäß größer. Wenn der Knorpel schon weitestgehend abgerieben ist, können selbst die besten Nahrungsergänzungsmittel nicht mehr wirken.

## Muskelzug führt zu mechanischen Reizen auf die Knochen

Sport und Bewegung haben einen beträchtlichen Einfluss auf den Verlauf einer Osteoporose. Mit ihrer Hilfe können der Aufbau und der Erhalt der Knochenmasse positiv beeinflusst werden. Das hängt damit zusammen, dass bei Bewegung Muskelzug und Schwerkraft mechanische Reize auf den Knochen ausüben. Am Knochen wird gewissermaßen gezogen und gezerrt. Dadurch werden der Knochenstoffwechsel angeregt und die Bildung neuer Knochenzellen gefördert. Studien belegen, dass Osteoporose-Patienten durch gezielte Bewegungsprogramme dafür sorgen können, dass der Aufbau und die Festigkeit ihrer Knochen verbessert werden. Während sich sogenannte kombinierte Bewegungsprogramme vor allem dazu eignen, Kraft, Ausdauer und Koordination zu fördern, dient Krafttraining in besonderem Maße dazu, den Knochenstoffwechsel anzuregen. Allerdings sollte dies immer unter Aufsicht eines geschulten Physiotherapeuten geschehen, denn es kommt entscheidend darauf an, dass die einzelnen Bewegungen auch korrekt ausgeführt werden.

*Osteoporosepatienten können durch gezielte Bewegung ihre Knochenfestigkeit verbessern.*

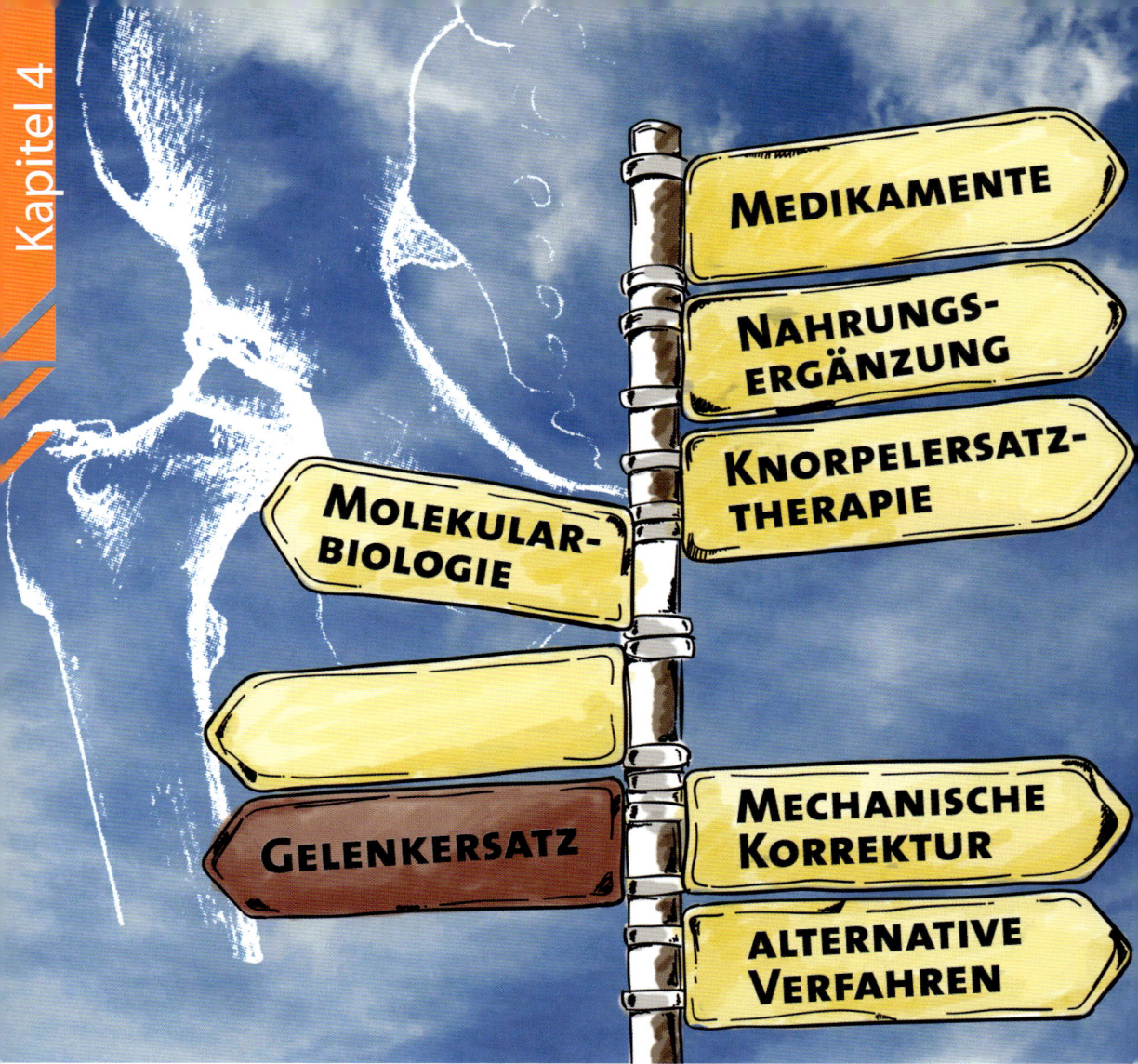

## Kapitel 4
### *Letzte Ausfahrt vor dem Gelenkersatz*

Gelenkerhaltende Therapiemöglichkeiten – was sie leisten können und was nicht

# Gelenkerhaltende Therapie

Bei Schmerzen in der Hüfte muss man nicht sofort an ein künstliches Gelenk denken. Die Indikation dazu sollte erst gestellt werden, wenn alle konservativen Möglichkeiten ausgeschöpft sind. Und davon gibt es viele und es werden immer mehr.

Bei der Therapie einer Hüftarthrose werden idealerweise drei Ziele angestrebt:
- symptomatisch: Die Auswirkungen, wie z. B. Schmerzen, Entzündung oder Bewegungseinschränkung, sollen genommen werden.
- kausal: Die auslösenden Ursachen sollten beseitigt werden.
- reparativ: Ein bereits bestehender Knorpelschaden sollte möglichst behoben werden.

Leider ist es heute noch nicht immer möglich, diese drei Zielsetzungen in gleicher Weise zu verwirklichen. Aber neuere Entwicklungen, wie z. B. die Hüftarthroskopie, zeigen in die richtige Richtung. Damit können bereits heute Veränderungen im Bereich des Hüftgelenks, die noch vor wenigen Jahren unweigerlich zu einer gänzlichen Zerstörung des Hüftgelenks geführt hätten, behoben und so die Entwicklung einer Hüftarthrose verhindert werden.

## 4.1 Die symptomatische Behandlung der Hüftarthrose

### Basis, ohne die es nicht geht

Zur symptomatischen Behandlung werden verschiedene Therapien eingesetzt, mit denen die Auswirkungen, wie z. B. Schmerzen oder Entzündung, effektiv bekämpft werden, ohne dass allerdings das Grundübel beseitigt würde. Am häufigsten werden dazu schmerzstillende und/oder entzündungshemmende Medikamente in Tablettenform eingenommen. Die größte Bedeutung haben dabei die sogenannten Nichtsteroidalen Antirheumatika NSAR wie z. B. Diclofenac, Ibuprofen oder die Cox2-Hemmer. Deren Bedeutung besteht neben der schmerzstillenden Wirkung, die die Patienten bei ihren alltäglichen Verrichtungen entlastet, vor allem in der entzündungshemmenden Wirkung. Entzündliche Veränderungen in einem Gelenk setzen nämlich leicht einen Teufelskreis in Gang, der zu einer immer stärkeren Zerstörung des Gelenks ganz wesentlich beitragen kann. Diesen Kreislauf zu durchbrechen ist daher ganz wichtig.

*Gelenkentzündungen müssen konsequent bekämpft werden, weil sie häufig für weitere Gelenkschäden verantwortlich sind.*

Bei stark entzündlichen Veränderungen hat auch heute noch Cortison seinen Platz im therapeutischen Angebot, auch wenn es – dank möglicher Alternativen – nicht mehr so unkontrolliert angewendet wird, wie dies sicherlich früher öfters der Fall war. Cortison wird häufig auch allein oder in Kombination mit anderen Mitteln als Injektion direkt in das entzündete Gelenk gespritzt und bringt dann meist sehr schnelle Schmerzlinderung.

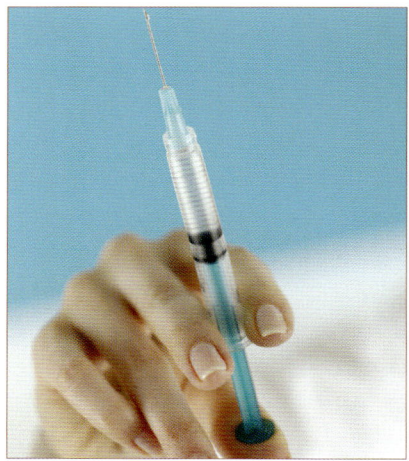

Eine ausgeprägte entzündliche Veränderung der Gelenkschleimhaut kann auch – in ausgewählten Fällen – mit radioaktiven Substanzen quasi eingetrocknet werden. Dazu werden unterschiedliche radioaktive Substanzen – an der Hüfte verwendet man oft Yttrium – in das Gelenk gespritzt.

## Gelenkerhaltende Therapie

Sie veröden in den nächsten Stunden bzw. Tagen durch ihre Strahlung die Gelenkschleimhaut. Dabei verfügen die verwendeten radioaktiven Substanzen nur über eine sehr geringe Intensität, das heißt, die Reichweite der Strahlung ist auf wenige Millimeter begrenzt und die Strahlung klingt sehr schnell ab. Dieses Verfahren wird hauptsächlich bei rheumatisch-entzündlich veränderten Hüftgelenken sowie bei aktivierten Arthrosen eingesetzt. Sie wirkt allerdings nicht immer. In diesen Fällen kann die Gelenkschleimhaut auch durch einen – allerdings aufwendigeren – arthroskopischen Eingriff entfernt werden.

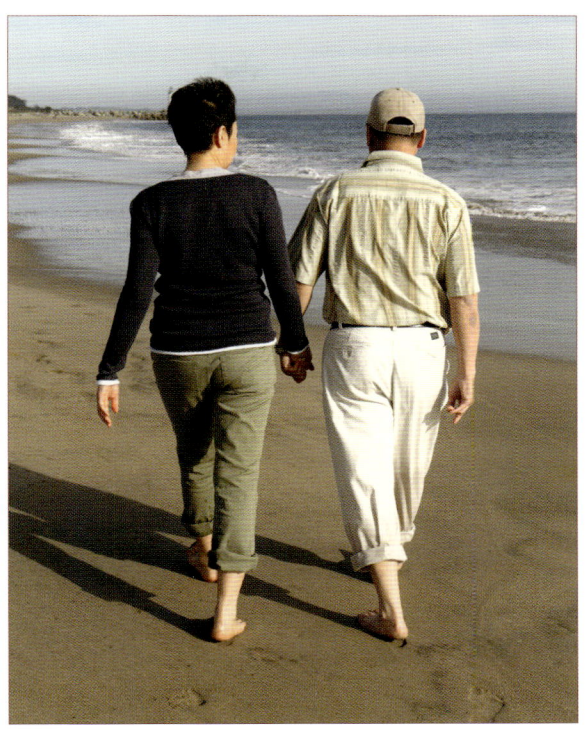

### Manchmal muss die Mechanik geändert werden

Eine gewisse Rolle bei der symptomatischen Behandlung der Hüftarthrose spielen auch entlastende Faktoren, wie z. B. die Verwendung einer Gehstütze, sei es als Gehstock oder in der moderneren Variante als Nordic-Walking-Stock sowie Schuheinlagen bzw. Schuhzurichtungen, mit denen z. B. der Gang abgepuffert oder leichte Achsfehlstellungen, die das Hüftgelenk belasten, korrigiert werden können.

*Gehhilfen und Schuhzurichtungen können das Gehen erleichtern.*

Die Anwendung von Kälte oder Wärme, die an anderen mehr oberflächlich gelegenen Gelenken als sehr hilfreich empfunden

*Kräftige Muskeln stabilisieren das Hüftgelenk.*

wird, ist an der Hüfte schwieriger, da das Gelenk relativ tief im Körper liegt und von einem dichten Muskelmantel umgeben ist.

Nicht unerwähnt bleiben darf die Krankengymnastik, mit deren Hilfe die Patienten lernen, die Hüfte gelenkschonend zu bewegen und die umgebende Muskulatur zu stärken. Daneben sollte – falls erforderlich – wieder ein richtiges Gangbild erarbeitet werden, um das schmerzbedingte und belastende Hinken möglichst zu vermeiden. Dies kann eine ganz wesentliche Entlastung für die Hüfte darstellen und konsequent angewendet die Arthroseentwicklung unter Umständen deutlich verzögern. Sollte dennoch eine Hüftoperation unumgänglich werden, gestaltet sich die Erholungsphase nach dem Eingriff leichter und kürzer, wenn die Muskeln bereits gekräftigt und trainiert sind.

## 4.2 Prophylaxe durch Nahrungsergänzung

### Humbug oder echte Alternative?

Viele, gerade Jüngere, die sich mit der Diagnose: Hüftarthrose konfrontiert sehen, fragen sich, was sie selber tun können, um

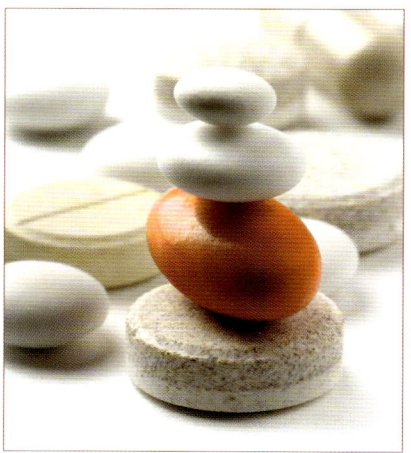

den weiteren Verlauf zu beeinflussen und den Zeitpunkt für ein künstliches Gelenk möglichst weit hinauszuschieben. Sensibilisiert für das Thema werden sie in Zeitschriften und im Internet zahllose Hinweise und Ratschläge – zum Teil sehr reißerischer Art – finden, wie Arthrose mit diesem oder jenem

Wundermittel garantiert geheilt werden kann. Die Frage ist: Ist etwas dran an diesen Versprechungen? bzw. Kann die Arthrose tatsächlich durch die Ernährung oder spezielle Nahrungsergänzungsmittel beeinflusst werden?

Nach dem derzeitigen Wissensstand müssen diese Fragen in der Tat wohl mit einem Ja beantwortet werden. Mittlerweile liegen zahlreiche – auch seriöse – Studien vor, in denen ein positiver Effekt auf die Entwicklung einer Arthrose – zumindest am Knie – nachgewiesen werden konnte. Für die Hüftarthrose liegen entsprechende Untersuchungen noch nicht vor, allerdings kann man davon ausgehen, dass diesbezüglich kein wesentlicher Unterschied zwischen Knie- und Hüftknorpel vorliegen dürfte. Besonders gut untersucht sind die sogenannten Chondroprotektiva (Knorpelschutzstoffe) Glucosamin- und Chondroitinsulfat, die beide für den Knorpelaufbau unentbehrlich sind. Beide Stoffe sind, da unser Essen kaum noch Knorpel- oder Bindegewebe enthält, weitestgehend aus unserer Nahrung verschwunden.

## Das Preis-Leistungs-Verhältnis sollte stimmen

Bei einer Substitution sollte man allerdings bei den entsprechenden Präparaten darauf achten, dass die Substanzen in gereinigter Form und definierter Dosierung vorliegen. Die meisten der – oft auch noch sehr teuren – „Naturprodukte" aus Haifischflossen oder Muscheln erfüllen – abgesehen von ihrer fragwürdigen Gewinnung – diese Bedingung nicht. Vielmehr haben sie häufig einen stark schwankenden Wirkstoffgehalt und erlauben keine exakte Dosierung. Empfohlen werden als Tagesdosis 1500 mg Glucosaminsulfat und 800 mg Chondroitinsulfat.

*Die Dosierung muss stimmen: 1500 mg Glucosaminsulfat und 800 mg Chondroitinsulfat täglich.*

Aber auch Kollagen-Hydrolysat soll die Schmerzen bei Arthrose lindern, die Beweglichkeit verbessern und ein Fortschreiten der Erkrankung verlangsamen. Nachgewiesen im Tiermodell wurde, dass Kollagen-Hydrolysat tatsächlich aus dem Dünndarm aufgenommen werden kann und sich selektiv im Gelenkknorpel anreichert. Unbewiesen, aber vorstellbar ist, dass auch 10 g Speisegelatine aufgelöst in etwas Fruchtsaft täglich eingenommen den gleichen Zweck erfüllen – zu einem Bruchteil des Preises.

*Nahrungsergänzungsmittel wirken eher langfristig.*

Gemeinsam ist allen Nahrungsergänzungsmitteln, dass sie nicht kurzfristig wirken, sondern ein Effekt erst nach frühestens drei Monaten beurteilt werden kann. Außerdem ist eine Wirkung in frühen Stadien der Erkrankung – wenn noch ausreichend regenerationsfähiger Knorpel vorhanden ist – naturgemäß größer. Wenn der Knorpel schon weitestgehend abgerieben ist, können selbst die besten Nahrungsergänzungsmittel nicht mehr wirken.

## 4.3 Molekularbiologische Verfahren

### Hyaluronsäure und Interleukin-1-Rezeptor-Antagonisten

*Gelenke müssen bewegt werden, um sie zu ernähren.*

Bei der Entstehung von Knorpelerkrankungen kommt Stoffwechsel- und Ernährungssituation eine besondere Rolle zu. Knorpelgewebe enthält ja keine Blutgefäße, die die Versorgung mit Nährstoffen übernehmen könnten. Die Ernährung erfolgt vielmehr über die Gelenkflüssigkeit, die alle Stoffe, die der Knorpel für sein Wachstum und Gedeihen braucht, enthalten sollte. Bei der Gelenkbewegung wird der Knorpel zusammengepresst und bei der Entlastung dehnt er sich wieder aus. Dabei saugt er sich wie ein Schwamm voll mit der nährstoffreichen Lösung aus seiner Umgebung. Das heißt, bei zu wenig Bewegung muss der Knorpel hungern und bekommt zu wenig Nährstoffe. Dies ist auch der Fall, wenn die Gelenkflüssigkeit zu wenig Nährstoffe enthält, wie es z. B. bei einer Entzündung immer ist.

## Wer schmiert, gewinnt

Die Zusammensetzung dieser Gelenkschmiere kann nicht nur durch die Einnahme spezieller Knorpelschutzstoffe beeinflusst werden. Schneller wirkt die Injektion direkt ins Gelenk. Ein solcher Schutzstoff ist Hyaluronsäure, mit der mittlerweile viele Jahre Erfahrung vorliegen. Hyaluronsäure ist natürlicher Bestandteil des extrazellulären Gewebes und kommt vor allem in Knorpel, Bindegewebe und auch der Gelenkflüssigkeit vor. Eine ihrer wesentlichen Eigenschaften ist die Fähigkeit, sehr viel Wasser binden zu können. (Ein Effekt, der auch gerne in der Kosmetik genutzt wird.) Daneben stellt sie ein ideales Schmiermittel dar, da sie mit verändertem Druck auch ihre Viskosität ändert und den unterschiedlichen Bedingungen anpasst.

*Hyaluronsäure bindet Wasser und verbessert die Gelenkflüssigkeit.*

Früher wurde Hyaluronsäure aus Hahnenkämmen gewonnen, was manchmal zu allergischen Reaktionen geführt hat. Heute wird sie in der Regel biotechnologisch hergestellt und liegt somit in definierter Konzentration vor. Je nach Präparat sollten eine bis fünf Injektionen in das betroffene Gelenk erfolgen. Die Wirkung, die erzielt werden soll – Verbesserung der Gelenkschmierung und der Gleiteigenschaften und damit Verminderung des Abriebs von Knorpelsubstanz – hält unterschiedlich lange an. Die Injektionen können aber beliebig oft wiederholt werden. Auch wenn die vorliegenden Studien für die Hüfte uneinheitliche Ergebnisse aufweisen, zeigt die klinische Praxis doch, dass bei nicht wenigen Patienten mit Gelenkproblemen durch Hyaluronsäure-Injektionen eine länger anhaltende Schmerzlinderung und eine Verbesserung der Beweglichkeit möglich sind.

## Stoffwechselvorgänge intelligent nutzen

In den vergangenen Jahren konnten die Prozesse, die bei degenerativen und entzündlichen Gelenkveränderungen eine Rolle spielen, in weiten Teilen aufgeklärt werden. So weiß man heute, dass dabei spezielle Botenstoffe des Immunsystems eine wesentliche Rolle spielen. Einer dieser Stoffe ist das Interleukin-1 IL-1, das im Stoffwechsel eine entzündungsfördernde Rolle spielt. In bestimmten Situ-

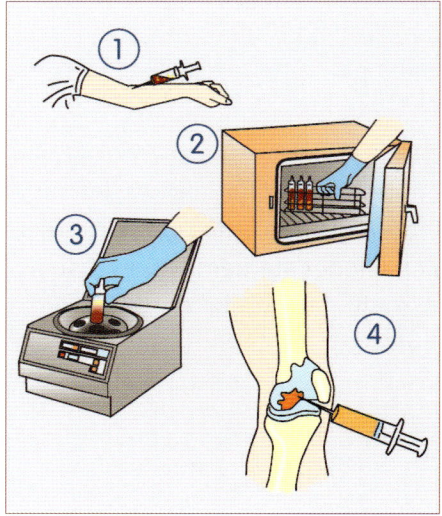

*Körpereigene entzündungshemmende Stoffe können angereichert ins Gelenk injiziert die entzündlichen Veränderungen bekämpfen.*

ationen, z. B. bei chronischen Entzündungen, kann es zu einem Ausufern der Aktivitäten dieses Proteins (Eiweißstoff) kommen. Dann dockt das Interleukin-1 nicht nur an bestimmten Immunzellen an, sondern unter anderem auch an Knorpelzellen und bewirkt dort die Ausschüttung von knorpelzerstörenden Enzymen. Mittlerweile kann in diesen Prozess regulierend eingegriffen werden, indem ein Gegenspieler, der sogenannte Interleukin-1-Rezeptorantagonist, genutzt wird. Dieser entzündungshemmende Antagonist wird aus dem körpereigenen Blut der Patienten gewonnen, angereichert und dann in das erkrankte Gelenk gespritzt. So soll der Knorpel vor den zerstörerischen Angriffen geschützt werden. Diese Form der Therapie ist unter dem Namen Orthokin-Therapie bzw. Autologes Conditioniertes Plasma ACP bekannt.

## 4.4 Mechanische Korrekturen

Der künstliche Gelenkersatz an der Hüfte hat sich zu der häufigsten und beliebtesten Hüftoperation entwickelt. 2010 wurden allein in Deutschland 210.000 Hüftprothesen eingesetzt. Zu viele, wie immer mehr kritische Experten meinen. In vielen Fällen können auch mit gelenkerhaltenden Operationen gute oder sogar optimale Erfolge erzielt werden. Vor allem für jüngere Patienten, bei denen mit einer oder sogar mehreren Wechseloperationen im Laufe des Lebens zu rechnen ist, rücken sie allmählich wieder stärker ins Bewusstsein. Heute geht das Bemühen mehr und mehr dahin, Gelenke durch entsprechende Korrekturen so lange wie möglich in ihrer ursprünglichen Anatomie zu erhalten und den künstlichen Gelenkersatz erst dann einzusetzen, wenn alle anderen Maßnahmen ausgereizt sind. Dabei hat die moderne Hüftarthroskopie das therapeutische Spektrum bei den ge-

*Das natürliche Hüftgelenk so lange wie möglich erhalten.*

lenkerhaltenden Hüftoperationen ganz wesentlich erweitert. Die Möglichkeiten und Chancen, die sich durch sie eröffnen, werden in einem eigenen Kapitel dargestellt.

## Operative Korrektur der Hüftdysplasie

*Frühe Diagnose ermöglicht eine gelenkerhaltende Therapie.*

Bei einigen Hüfterkrankungen können aber auch „konventionelle" Operationen erforderlich sein, wenn das Gelenk längerfristig erhalten werden soll. Ein klassisches Beispiel ist die Umstellungsoperation bei einer Hüftdysplasie. Dank des inzwischen eingeführten Ultraschall-Screenings der Neugeborenen wird diese angeborene Reifungsstörung der Hüfte heute in der Regel so frühzeitig erkannt und behandelt, dass eine operative Korrektur nur sehr selten erforderlich wird. Aber wenn die konservativen Maßnahmen nicht den gewünschten Erfolg bringen oder wenn eine Dysplasie in früheren Jahren nicht oder nur unzureichend behandelt wurde und sich die Entwicklung einer Arthrose anbahnt, ist eine operative Korrektur indiziert. Vielfach wird diesen Patienten immer noch empfohlen, ihre Beschwerden so lange auszuhalten, bis sie das passende Alter für einen künstlichen Ersatz haben. Dabei kann – zumindest in ausgewählten Fällen – eine annähernd normale Anatomie hergestellt und der Arthroseentwicklung ein Riegel vorgeschoben werden. Als operative Maßnahme wird in der Regel eine Korrektur des Pfannendaches durchgeführt. Dies wird häufig kombiniert mit Stellungsveränderungen des Schenkelhalses, bei denen der Winkel, mit dem der Gelenkkopf in die Pfanne eintaucht, geändert wird. Man spricht von einer sogenannten Umstellungsosteotomie. Je nach Alter und Befund werden verschiedene Operationsverfahren eingesetzt, die aber alle eine bessere Überdachung des Hüftkopfes und damit eine bessere Lastverteilung bewirken sollen.

## Hüftkopfnekrose

Hüftkopfnekrosen (s. Kapitel 3) gelten als sehr heikel, sowohl was die Diagnose als auch was die Therapie betrifft. Stärkere Beschwerden treten häufig erst in weiter fortgeschrittenen Stadien auf. In frühen Stadien sind die Beschwerden oft nicht so ausgeprägt, dass sie eine Diagnose erzwingen würden. Da sich auf dem Röntgenbild (noch) keine Veränderungen darstellen, werden die Symptome nicht so ernst genommen und die Patienten vertröstet – häufig genug, bis es zu spät für eine gelenkerhaltende Therapie ist. Wird die Durchblutungsstörung des Hüftkopfes aber rechtzeitig erkannt, sollte versucht werden, den Absterbeprozess im Hüftkopfknochen zu stoppen und das Wachsen von gesundem Knochen zu fördern. Dazu werden je nach Stadium und Größe des Defektes verschiedene Verfahren angewendet, z. B.:

- Anbohrung des Knochens, um den Stoffwechsel anzuregen und Heilungsprozesse in Gang zu setzen.
- Umstellungsosteotomien, in der Vorstellung Druck vom Knochen zu nehmen.
- Knochen- bzw. Knorpel-Knochen-Transplantationen, um den Defekt aufzufüllen.

Allerdings muss man sagen, dass die Erfolgsraten dieser teilweise recht erheblichen Eingriffe kein Anlass zum Jubeln sind, sodass häufig dann doch ein künstliches Gelenk als letzte Option eingesetzt werden muss. In dieser Situation macht eine neue Operationsmethode mit Erfolgsaussichten von 90 Prozent von sich reden. Dabei werden nach einer minimalinvasiven Anbohrung des Hüftkopfes die abgestorbenen Knochenreste vollständig entfernt und der Bereich mit einem speziellen Knochenersatzstoff wieder auf-

*Neue Operationsverfahren verbessern die Erfolgsaussichten.*

gefüllt. In den kommenden Wochen wird dieser Ersatzstoff vollständig vom Körper resorbiert und durch körpereigene Knochenmasse ersetzt. Eine weitere Erhöhung der Erfolgszahlen verspricht man sich durch den kombinierten Einsatz mit körpereigenen Stammzellen. Mittelfristig kann dieses neue Verfahren vielleicht dazu beitragen, die Zahl der Hüftendoprothesen zu reduzieren, denn bisher werden immerhin 15 Prozent der künstlichen Hüftgelenke aufgrund einer Hüftkopfnekrose implantiert.

## 4.5 Knorpelersatztherapie an der Hüfte

### Die Zukunft hat begonnen

*Knorpelersatz: Therapien mit Zukunft*

Für isolierte Knorpeldefekte gibt es mittlerweile einige recht erfolgreiche Operationstechniken, mit denen im Defektbereich wieder ein funktionsfähiges Knorpelgewebe erzielt werden kann. Je nach Größe und Ausdehnung der Schadstellen werden von der Pridie-Bohrung bzw. Mikrofrakturierung über Mosaikplastik bis hin zur Knorpelzelltransplantation frei oder matrixgestützt verschiedene Verfahren angewendet. Allerdings wurden diese neueren Operationstechniken bisher ganz überwiegend für das Kniegelenk entwickelt und auch dort eingesetzt. Noch bis vor wenigen Jahren war nicht daran zu denken, dass es jemals solche Möglichkeiten auch für die Hüfte geben könnte. Aber nachdem Techniken und Instrumentarien für arthroskopische und minimalinvasive Operationen auch an der Hüfte entwickelt wurden, werden zukünftig wohl auch Knorpelersatztechniken an der Hüfte Verbreitung finden – bei Spezialisten, denn die anatomischen Gegebenheiten für solche Eingriffe sind an der Hüfte ungleich schwieriger und komplizierter als z. B. am Knie.

Gelenkerhaltende Therapie

## Mosaik oder Matrix

Mittlerweile gibt es europaweit einige Kliniken, in denen eine Mosaikplastik bei einem isolierten Knorpeldefekt an der Hüfte durchgeführt werden kann. Dafür werden kleine Knorpel-Knochen-Zylinder arthroskopisch aus dem gleichseitigen Knie entnommen und dann in den Defekt an der Hüfte eingepflanzt – dies bislang allerdings noch in einer offenen Operation. Aber gerade für jüngere Patienten ist dies sicherlich eine interessante Alternative zur sonst erforderlichen Hüftprothese. Wahrscheinlich wird es nicht mehr allzu lange dauern, bis auch z. B. eine arthroskopische, matrixgestützte Knorpelzelltransplantation an der Hüfte in spezialisierten Abteilungen technisch möglich sein wird. Vielleicht liegt die Zukunft aber auch bei der sogenannten matrixaugmentierten Knochenmarkstimulation, einer Weiterentwicklung der Pridie-Bohrung. Dabei wird der Knor-

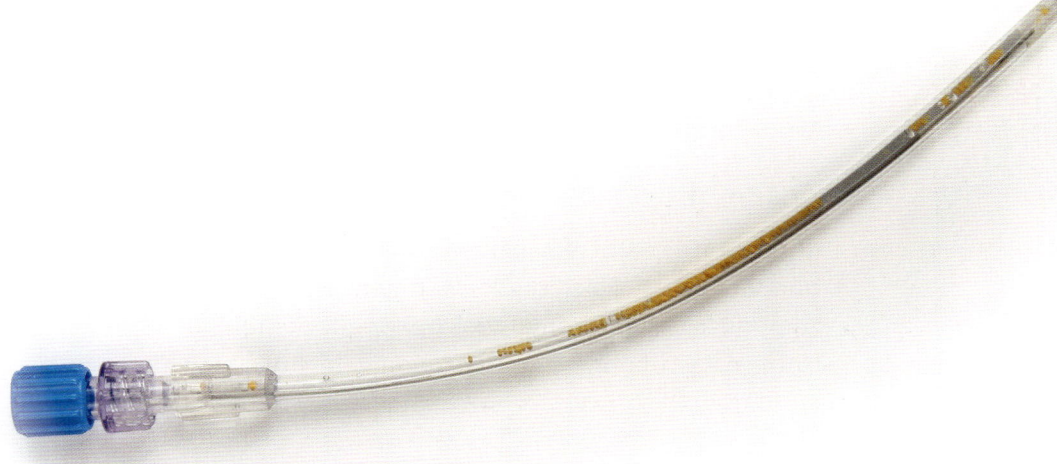

*Knorpelzellsphäroide im Applikator*

peldefekt – ähnlich wie bei der matrixgesteuerten Knorpelzelltransplantation – mit einer dreidimensionalen Matrix ausgefüllt, in die die durch die Pridie-Bohrung gewonnenen Stammzellen einwandern. Das dreidimensionale Gerüst soll dabei den Aufbau der Knorpelstruktur erleichtern und beschleunigen. Anders als bei der Zelltransplantation ist aber kein zweiter Eingriff erforderlich, sondern alle Schritte erfolgen in einer Sitzung.

## Knorpeldefekte überkronen

*Für Kappenprothesen muss nur minimal Knochengewebe geopfert werden.*

Wenn eine Knorpelersatztherapie nicht infrage kommt oder technisch nicht machbar ist, kann bei reinen Knorpeldefekten ohne weitere anatomische Veränderungen eventuell auch eine sogenannte Kappenprothese als Alternative zur Vollprothese in Erwägung gezogen werden. Dies ist als Option natürlich besonders für jüngere Patienten von Interesse. Die nach ihrem Erfinder auch als McMinn-Prothesen bezeichneten Kappen haben den Vorteil, dass beim Einsetzen nur minimal Knochensubstanz geopfert werden muss, weil lediglich der verschlissene Knorpel abgetragen und durch eine Kappe aus Metall ersetzt wird. Das Prinzip ist der Überkronung eines Zahnes vergleichbar und hat sich ähnlich wie dort bewährt. Falls später doch eine Vollprothese erforderlich werden sollte, sind dafür alle Möglichkeiten erhalten geblieben. Die Kappenprothesen werden von den Patienten in der Regel sehr gut angenommen, weil die Anatomie komplett erhalten bleibt und sich daher das Ganggefühl nicht verändert. Zudem ist die Luxationsstabilität sehr hoch – der Hüftkopf ist ja in natürlicher Größe erhalten geblieben – sodass auch nichts gegen weitere sportliche Aktivitäten spricht.

## 4.6 Ergänzende bzw. alternative Verfahren

Viele Patienten mit chronischen Erkrankungen, wie es die Arthrose ist, haben Befürchtungen wegen möglicher Nebenwirkungen von synthetisch hergestellten Arzneimitteln. Sie wünschen sich eine sanfte Medizin statt „chemischer Keule" und halten sogenannte Naturheilmittel wie z. B. homöopathische und/oder pflanzliche Mittel für verträglicher und mit weniger unerwünschten Wirkungen behaftet. Problematisch ist es aber, bei pflanzlichen Zubereitungen eine standardisierte Dosierung zu erhalten. Wachstumsbedingungen wie Temperatur, Sonnenscheindauer oder Regenmenge beeinflussen den Wirkstoffgehalt, sodass dieser bei reinen Naturprodukten erheblichen Schwankungen unterliegen kann. Die Erfahrung zeigt aber, dass bei einigen Patienten pflanzliche Naturheilmittel dazu beitragen können, die Dosis z. B. von synthetischen Schmerzmitteln zu reduzieren. Dazu müssen sie in der Regel aber langfristig eingenommen werden, ein schneller Wirkungseintritt ist bei den meisten von ihnen eher nicht zu erwarten. Allerdings, wissenschaftlich anerkannte Studien über Wirkungen und Nebenwirkungen liegen bisher weder für homöopathische noch für eines der verwendeten Pflanzenarzneimittel vor. Alle eingesetzten Zubereitungen hier zu nennen, würde den Rahmen sprengen. Die bekanntesten und meist verbreiteten von ihnen sollen aber an dieser Stelle kurz erwähnt werden.

*Pflanzliche Arzneimittel können helfen, Schmerzmittel einzusparen.*

## Weidenrinde

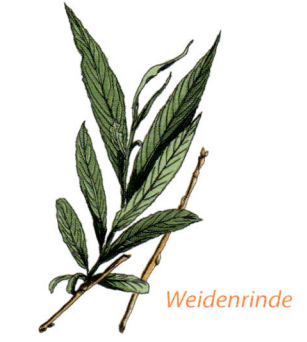
*Weidenrinde*

Weidenrinde war einmal der Ausgangsstoff des wohl bekanntesten Schmerzmittels, der Acetylsalicylsäure, die mittlerweile in Reinform synthetisch hergestellt wird und als Aspirin zum Synonym schlechthin für Schmerzmittel geworden ist. Das pflanzliche Präparat weist auch eine gewisse schmerzstillende Wirkung auf, ohne Magen und Darm so stark zu beeinträchtigen.

## Brennnessel

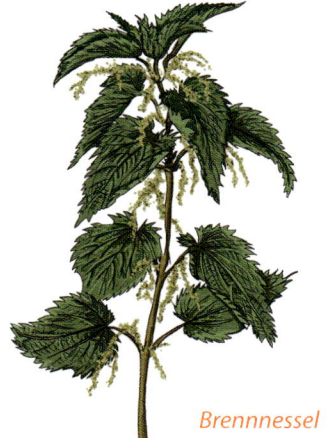
*Brennnessel*

Neben der entwässernden Wirkung wird Brennnesselextrakt auch eine Wirkung als Gegenspieler von entzündungsfördernden Botenstoffen, z. B. TNF-alpha, nachgesagt. Die Präparate werden als Tee, Saft oder Kapseln bei rheumatischen Erkrankungen und Arthrose angewendet.

## Cayennepfeffer

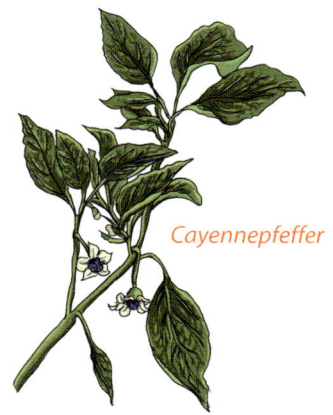
*Cayennepfeffer*

Salbenzubereitungen mit Cayennepfeffer regen die Durchblutung an und wirken so muskelentspannend.

# Gelenkerhaltende Therapie

## Teufelskralle
Der Extrakt aus der Wurzel der Teufelskralle soll schmerzlindernd und bewegungsfördernd vor allem bei Morgensteifigkeit wirken.

## Arnika
Arnika wird als homöopathische Zubereitung in Form von Globuli bei entzündlichen Erkrankungen angewendet.

## Enzyme
Auch Enzympräparate sollen das Abschwellen von entzündlich veränderten Gelenken fördern und die Heilung beschleunigen.

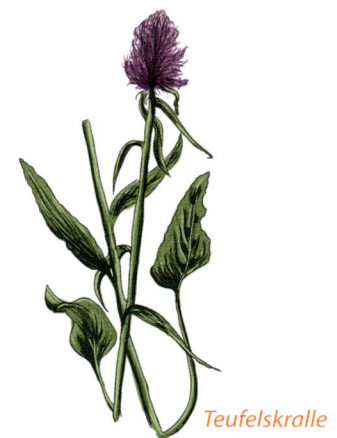

*Teufelskralle*

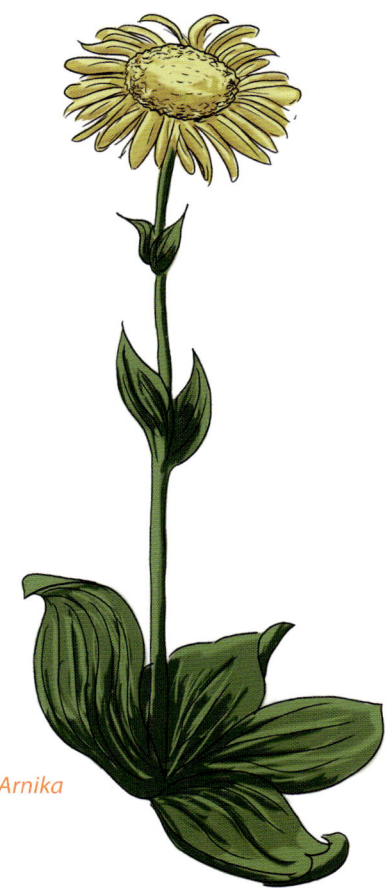

*Arnika*

# Kapitel 5

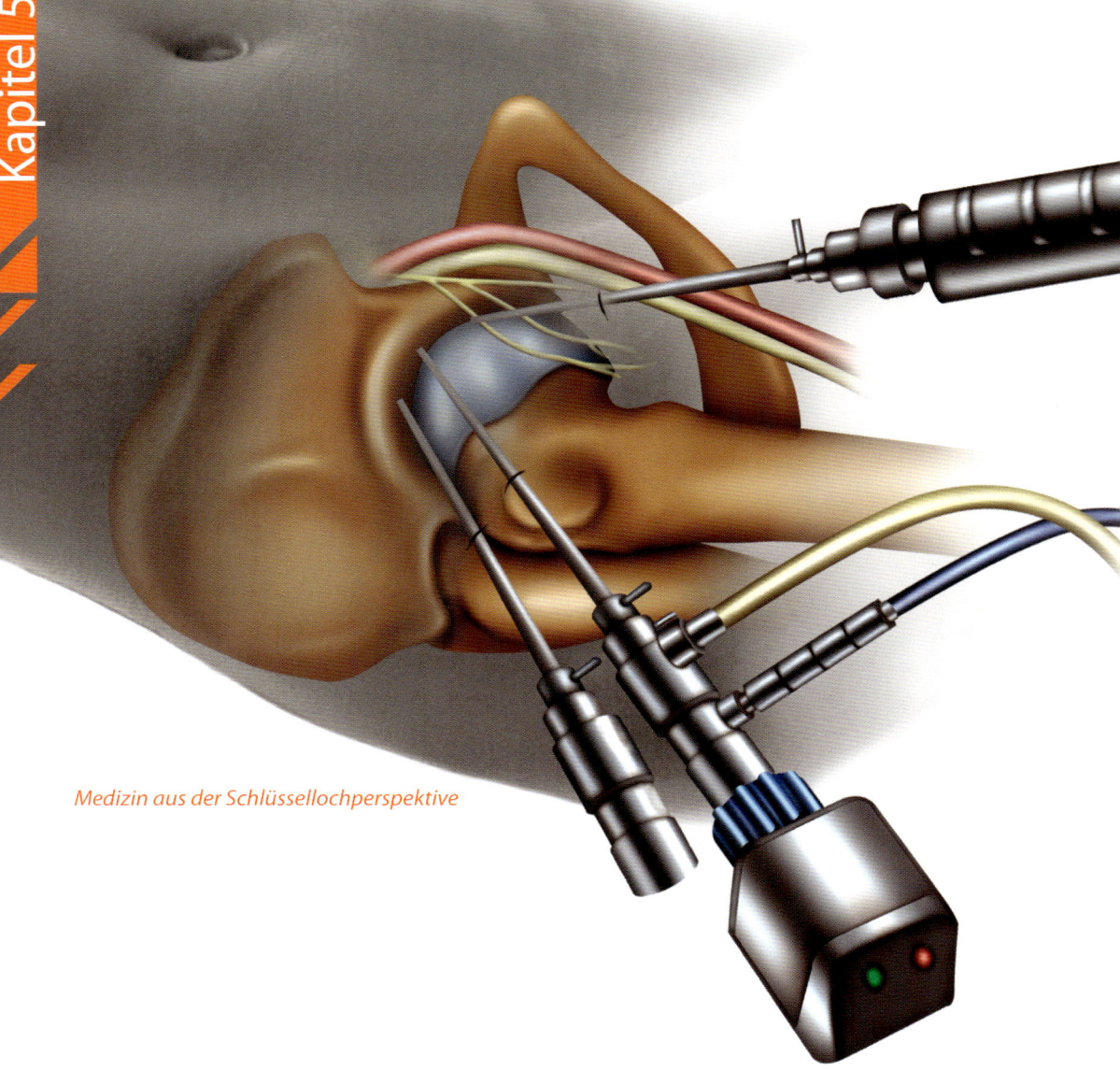

*Medizin aus der Schlüssellochperspektive*

## Kapitel 5

# *Hüftarthroskopie –*

### Diagnose und Therapie in einem

Die Arthroskopie oder Gelenkspiegelung ist eine minimalinvasive Untersuchungs- und Therapiemethode. Man bezeichnet sie auch als Schlüssellochtechnik. Ein Arthroskop ist ein spezielles Endoskop, das aus einer Kamera und einem Lichtleitersystem besteht. Außerdem besitzt es Arbeitskanäle, durch die sich chirurgische Instrumente für kleine operative Eingriffe einführen lassen. Die Arthroskopie ermöglicht eine schonende Behandlung. Denn aufgrund der kleinen Schnitte ist die Gefahr, dass es zu einer Weichteilverletzung im Gelenk kommt, geringer als bei einer offenen Operation. Während Gelenkspiegelung lange Zeit vor allem ein Diagnose- und Therapieinstrument bei Schulter- und Kniebeschwerden war, kann das Verfahren – mit angepassten Instrumenten – mittlerweile auch an der Hüfte angewendet werden. Dadurch erweitert sich das Spektrum an therapeutischen Möglichkeiten, um Schädigungen im Hüftgelenk herauszuzögern. Durch ein rechtzeitiges Einschreiten kann die Entstehung einer Arthrose und ein damit verbundener späterer Einsatz eines künstlichen Gelenks oft verhindert oder zumindest hinausgezögert werden. Früher blieb den Betroffenen in vielen Fällen nichts anderes übrig, als abzuwarten, bis endlich ein künstliches Hüftgelenk eingesetzt werden konnte.

## Die Anatomie der Hüfte erfordert spezielle Instrumente

Aufgrund der besonderen Anatomie der Hüfte mussten für die Anwendung einer Arthroskopie in diesem Bereich spezielle Instrumente entwickelt werden. Da sich in dem größten Kugelgelenk des Körpers, das von vielen Bändern und Muskeln gestützt wird, der Gelenkkopf tief in der Hüftpfanne befindet, müssen die Instrumente länger sein als beispielsweise bei der Arthroskopie an Schulter oder Knie. Eine weitere

*Eine Gelenkspiegelung ist inzwischen auch an der Hüfte möglich.*

Anforderung an die Hüftarthroskopie besteht darin, dass das Gelenk aus der Hüftpfanne herausgezogen werden muss, um den für den Eingriff notwendigen Gelenkspalt von ca. einem Zentimeter zu erzeugen. Zu diesem Zweck wurde eine spezielle Traktionsvorrichtung entwickelt.

## Ideal bei unklaren Schmerzen oder Sportunfällen

Indikationen für eine Hüftarthroskopie sind neben allgemeinen Schmerzen im Hüftbereich insbesondere Knorpelschäden, Kapselrandrisse und freie Gelenkkörper, die Blockaden verursachen. So finden häufig auch jüngere Patienten, die z. B. durch Sportunfälle einen Hüftschaden erlitten haben, Hilfe durch das Verfahren, und Folgeschäden wie Arthrose können vermieden oder aufgehalten werden. Darüber hinaus lassen sich auch Erkrankungen der Membrana synovialis der Hüfte, der inneren Schicht der Gelenkkapsel, arthroskopisch behandeln. Das betrifft sowohl Entzündungen als auch Gelenkchondromatosen, krankhafte Veränderungen, bei denen es zu gutartigen Knorpelneubildungen in der Innenhaut der Gelenkkapsel kommt. Ist eine

*Arthroskopische Bearbeitung des Hüftgelenks*

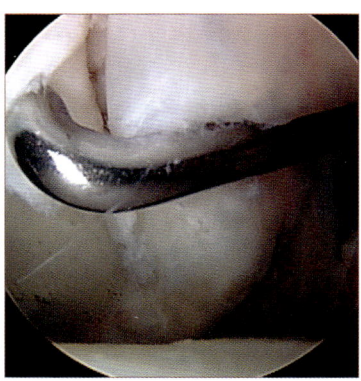
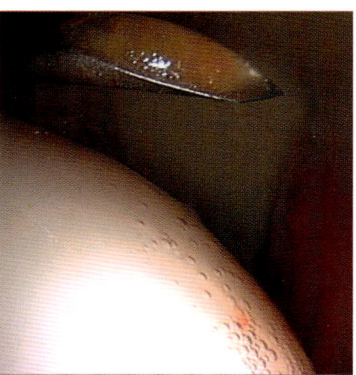
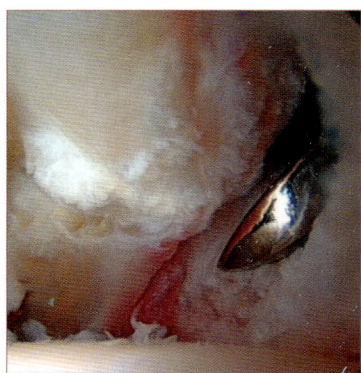

# Hüftarthroskopie

Arthrose bereits so weit fortgeschritten, dass der Gelenkspalt bei bildgebenden Untersuchungen nicht mehr sichtbar ist, sollte von einer Arthroskopie abgesehen werden. In einem solchen Krankheitsstadium ist eine Linderung der Beschwerden durch eine Hüftarthroskopie in aller Regel nicht mehr möglich.

*Bei einer sehr weit fortgeschrittenen Arthrose kommt eine Gelenkspiegelung nicht infrage*

## So wird der Eingriff durchgeführt

Bei der Hüftarthroskopie liegt der Patient auf einem Extensionstisch. Das betreffende Bein wird in der Traktionsvorrichtung fixiert, um dann mit einem zielgerichteten Zug am Bein den für den Eingriff notwendigen Gelenkspalt zu erzeugen. In diesen können durch kleine Hautschnitte die nötigen Instrumente eingeführt werden. Die ca. fünf Millimeter breiten Schnitte werden meist am vorderen Teil der Hüfte vorgenommen. Seitliche Zugänge sind nicht ausgeschlossen, aber selten. Zu den Instrumenten gehört auch eine kleine Kamera. So werden die verschiedenen Strukturen auf einem Monitor wiedergegeben – auch freie Gelenkkörper, die sonst auf Röntgen- oder MRT-Bildern nicht zu erfassen sind. So kann häufig die Ursache für den sogenannten „unklaren Hüftschmerz" ge-

*Minderwertiger Knorpel wird arthroskopisch abgetragen*

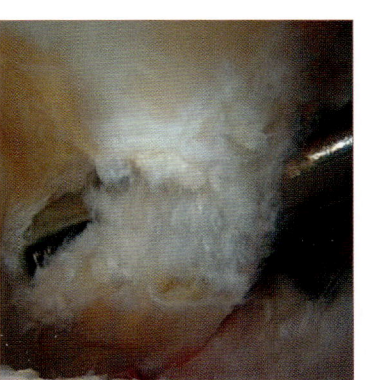
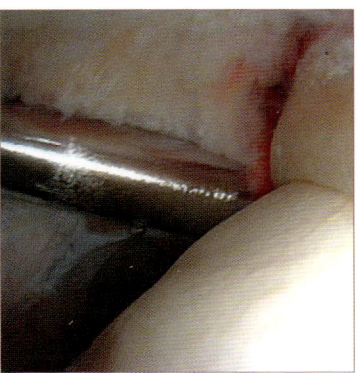
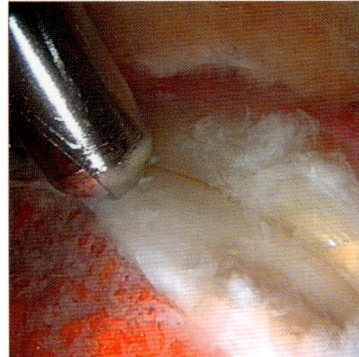

*Der für den Eingriff erforderliche Gelenkspalt wird durch einen zielgerichteten Zug am Bein erzeugt.*

funden werden. Nach diesem diagnostischen Schritt erfolgt – falls nötig – eine Behandlung mit den entsprechenden Instrumenten. Bei einer Hüftarthroskopie wird als Erstes die ohne Dehnung zugängliche Oberfläche des Gelenks betrachtet und behandelt. Danach wird zu den Schichten des Gelenks übergegangen, die nur durch eine Extension erreichbar sind.

## Die Oberfläche des Knorpels wird geglättet

*Rissige Knorpeloberflächen werden mithilfe eines Shavers geglättet.*

Wenn sich Teile des beschädigten Knorpels ablösen und als freie Körper im Gelenk umherschwimmen, kann es zu einer überhöhten Reibung und Abnutzung im Hüftgelenk kommen. Das betrifft auch Stellen, die bislang noch glatt geblieben sind. Die Folge ist, dass die Bewegung des betroffenen Beines eingeschränkt wird und/oder nur unter Schmerzen möglich ist. In solchen Fällen versucht man mithilfe der Arthroskopie, die freien Gelenkkörper auszuleiten. Darüber hinaus kann man die Oberfläche des Knorpels, die infolge der Arthrose rissig und faserig geworden ist, mittels eines sogenannten Shavers glätten. Sportverletzungen wie z. B. Risse an der Pfannenlippe können, wenn sie bereits einige Zeit bestehen, durch eine Entfernung des verletzten Gewebes behandelt werden. Ist die Verletzung gerade erst entstanden, ist es unter Umständen möglich, sie zu nähen, ohne dass Teile des Labrums abgetragen werden müssen. Eine solche Rekonstruktion der Gelenklippe wird mithilfe von speziellen Nähten durchgeführt. Die Entscheidung, ob eine Gelenklippe entfernt oder erhalten werden soll, kann vor dem Eingriff getroffen werden oder unter Umständen auch während der Hüftarthroskopie selbst, im sogenannten intraoperativen Befund. Ein weiteres Anwendungsgebiet der Hüftarthroskopie ist das sogenannte Femoro-acetabuläre Impingement, das Engesyndrom zwischen Hüftkopf und –pfanne.

*Auch beim Engesyndrom zwischen Hüftkopf und -pfanne kann die Arthroskopie zum Einsatz kommen.*

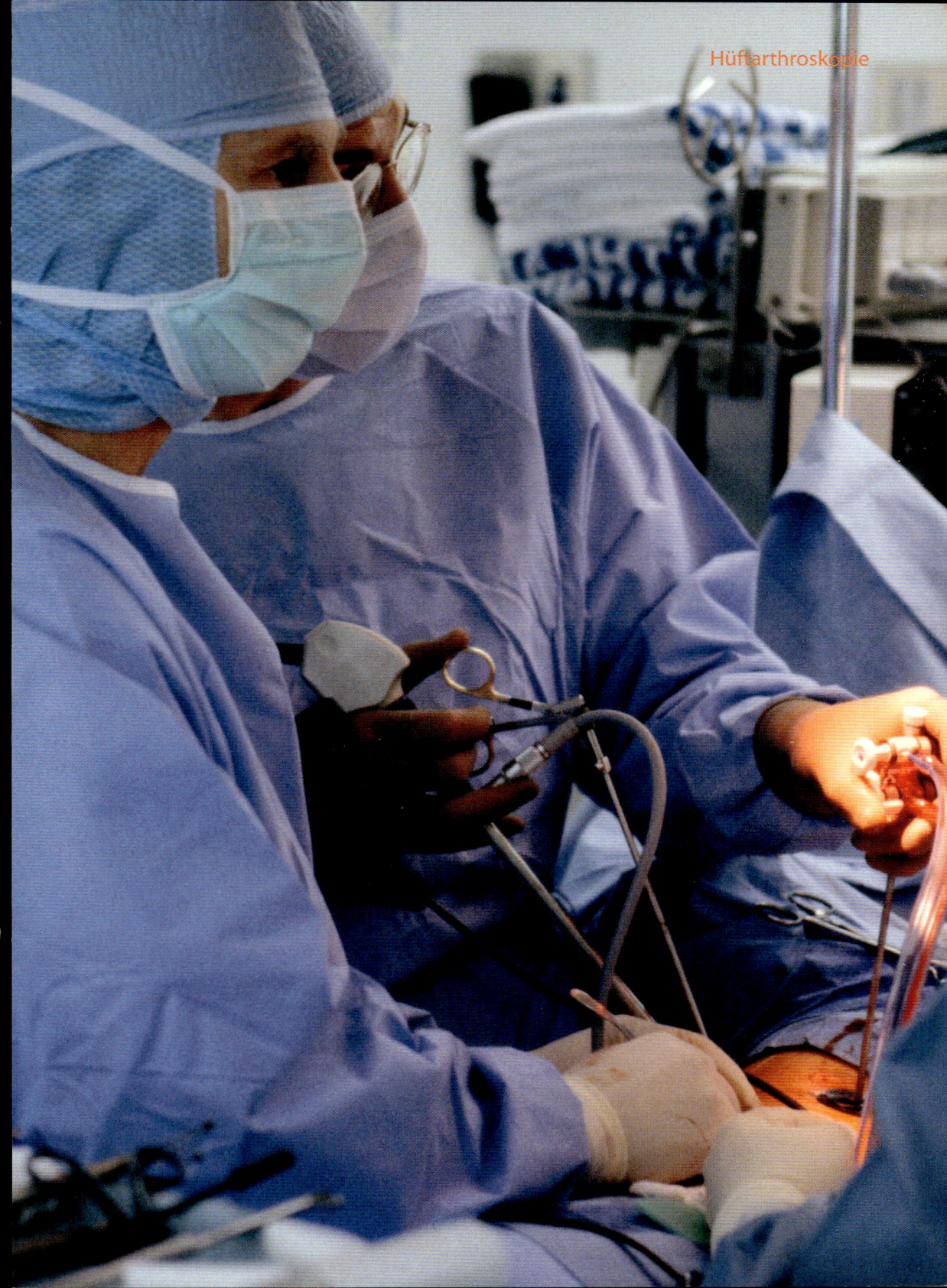
Hüftarthroskopie

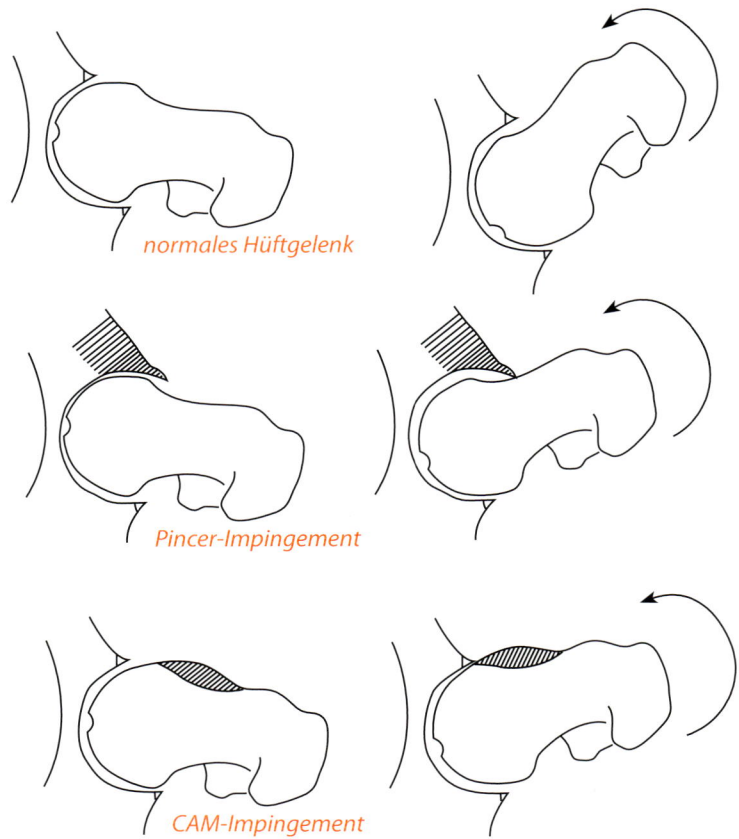

*normales Hüftgelenk*

*Pincer-Impingement*

*CAM-Impingement*

## Das Hüft- oder Femoro-acetabuläre Impingement (FAI)

*Die Ursachen für eine Hüftarthrose sind in vielen Fällen in altersbedingter Degeneration sowie in bestimmten Risikofaktoren wie z. B. Übergewicht zu suchen. Häufig übersehen wird allerdings das sogenannte Femoro-acetabuläre Impingement (FAI), d. h. ein Anschlagen des Hüftkopfes an der Gelenkpfanne. Dieses führt oft zur Beschädigung der Pfannenlippe und des Knorpels. Besonders häufig tritt eine solche Einklemmung bei der Beugung oder der Innenrotation des Hüftgelenkes auf, also Bewegungen, die innerhalb* des normalen Tagesablaufs relativ häufig vorkommen. Patienten mit solche einem schmerzhaften Hüftimpingement klagen häufig darüber, dass sie alltägliche Verrichtungen wie z. B. das Anziehen der Schuhe oder das Einsteigen ins Auto nicht mehr ohne Probleme bewältigen können.

**Was sind die Ursachen eines Hüftimpingements?**

Dabei unterscheidet man zwei grundsätzliche Arten des Femoro-acetabulären Impingements: Das Beißzangen- oder Pincer-Impingement entsteht, wenn die Hüftpfanne so geformt ist, dass der Hüftkopf zu stark in sie eintaucht. Bei bestimmten Bewegungen kann es so zum Anschlagen des Hüftkopfes und zum Abscheren der Gelenklippe kommen. Beim Cam- oder Nockenwellen-Impingement ist der Hüftkopf so geformt, dass er eine Art Überbein, eine „Nocke", besitzt. Dieser knöcherne Anbau stößt bei fast jeder Bewegung gegen den Pfannenrand und behindert ein reibungsloses Gleiten des Hüftkopfes in der Pfanne.

Oft ist sogar eine Kombination aus beiden Impingement-Arten anzutreffen. Beiden ist jedoch gemeinsam, dass sie einer Schädigung von Weichteil- und Knorpelgewebe im Gelenk Vorschub leisten. Insbesondere die Verletzung der Gelenklippe und die zunehmende Schädigung des Gelenkknorpels führen dazu, dass der Gelenkspalt kleiner wird und der Hüftkopf immer näher an die Pfanne heranwandert. Die Folge ist eine höhere Reibung und damit größere Belastung. Zu den Schmerzen durch das mechanische Impingement kommt dann ein schleichender Verlust des Gelenkknorpels und eine hochgradige Entzündung (Synovitis) des Gelenkes. Ist der Knorpel schließlich zu großen Teilen abgerieben, kommt als therapeutische Maßnahme nur mehr die Implantation eines künstlichen Hüftgelenks infrage.

### Studie zeigt direkten Zusammenhang zwischen FAI und Knorpelschäden

*Eine vor wenigen Jahren an der Steadman-Hawkins Research Foundation durchgeführte Studie konnte zeigen, dass es einen direkten Zusammenhang zwischen einem Femoro-acetabulären Impingement und großflächigen Knorpelschäden gibt. Auch eine deutsche Untersuchung aus dem Jahr 2006 legt nahe, dass Hüftimpingements in vielen Fällen arthrotische Veränderungen des Hüftkopfes zur Folge haben. Dabei gilt besonders ein Cam-Impingement als verantwortlich für große Knorpelschäden und damit das Fortschreiten einer Hüftarthrose.*

### Einfache Therapie durch Hüftarthroskopie

*Der Ahnung, dass die durch ein FAI an der Gelenklippe und am Gelenkknorpel verursachten Schäden sehr groß sein könnten, begegnete man bereits früher durch eine Operation, bei welcher ein Hautschnitt vorgenommen, die Hüfte ausgerenkt und dann ein offenes Gelenkdebridement vorgenommen wurde. Diese Operationstechnik ist jedoch sehr traumatisierend und kann unter Umständen ein relativ großes Komplikationsspektrum beinhalten – verständlich, denn der vergleichsweise große Zugang unterscheidet sich letztlich kaum von dem bei einer herkömmlichen Hüftgelenksoperation. Dieser große Eingriff gehört glücklicherweise der Vergangenheit an: Im Rahmen einer Hüftarthroskopie kann ein FAI jetzt auf sehr schonende Art und Weise ohne größere Weichteilverletzungen behandelt werden.*

# Hüftarthroskopie

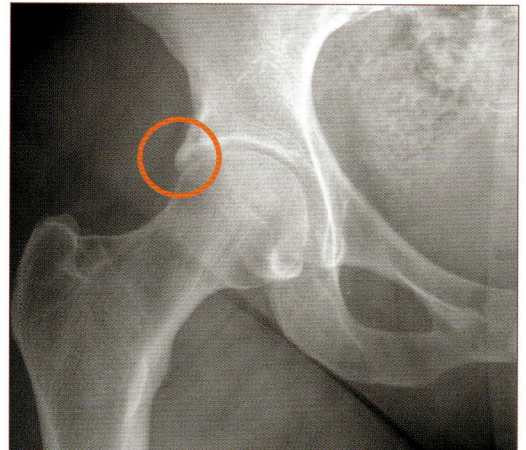

*Unbehandeltes Pincer-Impingement mit deutlich sichtbarer Knochenverdickung*

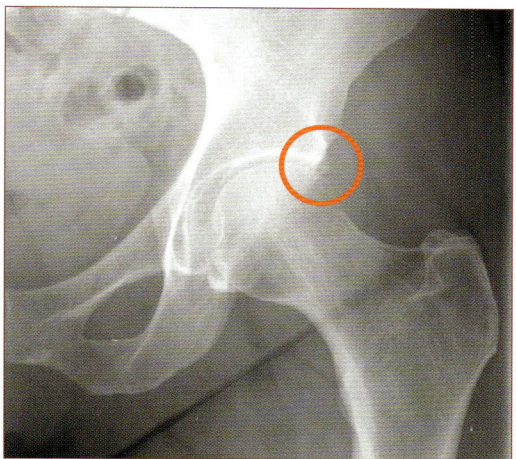

*Nach der Behandlung mit Abtragung des Knochenwulstes ist wieder eine freie Beweglichkeit der Hüfte gegeben.*

## Rehabilitation und unterstützende Maßnahmen

Nach einem arthroskopischen Eingriff muss der Patient in der Regel nur wenige Tage in der Klinik verbringen. Die Länge der Schonphase und die Notwendigkeit, beim Gehen Unterarmgehstützen zu benutzen, sind davon abhängig, wie groß das zu behandelnde Areal war. Im Rahmen von Rehabilitationsmaßnahmen schließt sich an den Krankenhausaufenthalt in der Regel eine individuelle Physiotherapie an. Darüber hinaus ist die kontinuierliche passive Bewegung auf einer Motorschiene (CPM) für die Ernährung des geschädigten Gelenkknorpels sehr wichtig. So kann das Behandlungsergebnis optimiert werden.

*In der Reha spielt Physiotherapie eine wichtige Rolle.*

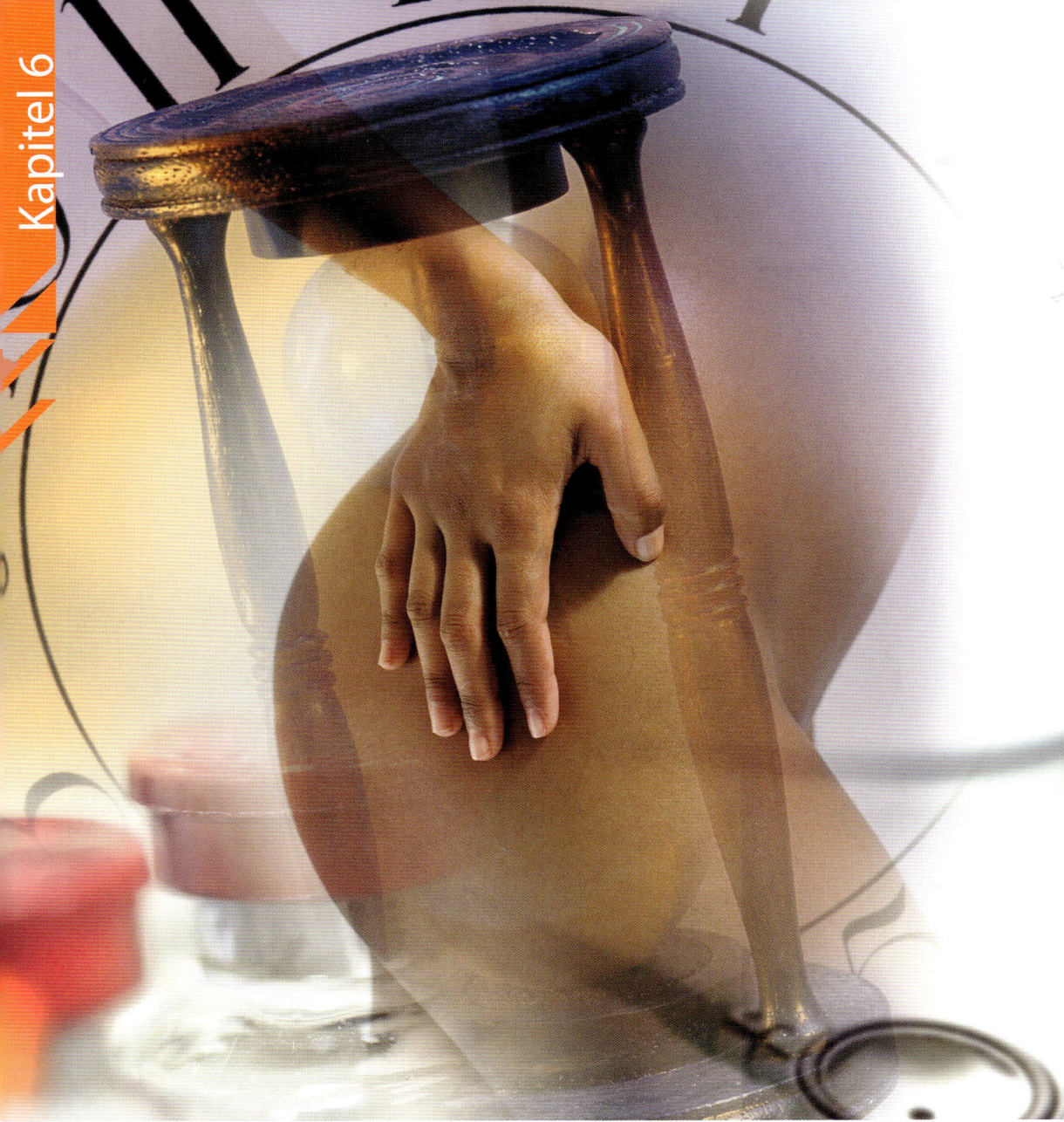

# Kapitel 6
## Geschichte der Endoprothetik

# Geschichte

Bereits zu Anfang des 19. Jahrhunderts wurden Versuche durchgeführt, versteifte Hüftgelenke entweder durch gewaltsames Durchbewegen oder durch eine Knochendurchtrennung wieder zu mobilisieren. Um die Gelenkpartner danach auf Abstand zu halten – damit sie nicht wieder zusammenwachsen konnten – legte man verschiedene Materialien ein. Verwendet wurden z. B. Holz, Silber, Magnesium, Elfenbein, Zink, Goldfolie u. a. Aber auch mit körpereigenem Material wurde versucht, den Kontakt der Gelenkflächen zu verhindern. Experimentiert wurde mit Haut, Fett-, Muskel- und Bindegewebe. Allerdings konnte damit keine funktionelle Stabilität der Hüfte erreicht werden.

## Am Knie fing alles an

Als erste echte Endoprothese wird heute die Kniegelenksprothese aus Elfenbein angesehen, die von Themistokles Gluck 1890 in Berlin entwickelt wurde. Leider waren – ohne einen sterilen Operationssaal und ohne Antibiotika – die Standzeiten durch Infektionen drastisch begrenzt. Von seinen Kollegen erntete der Professor damals nur Hohn und Spott ob seiner tollkühnen Idee eines Gelenkersatzes. Doch die Idee war in der Welt und wurde weiterentwickelt. Ab 1922 konnten dann Hüftköpfe durch ein Elfenbeinimplantat ersetzt werden. Solche Elfenbeinköpfe sollen übrigens noch bis 1975 in kleineren Krankenhäusern von Burma zur Versorgung von Schenkelhalsfrakturen bei älteren Menschen verwendet worden sein.

*Das erste Prothesenmaterial war Elfenbein.*

Eine wichtige Station auf dem Weg zum echten künstlichen Gelenk war die sogenannte Interposition von Smith-Petersen aus Boston, mit der die Gelenkoberfläche am Oberschenkel ersetzt werden sollte. Dabei handelte es sich um ein Art Diskus, der unfixiert zwischen die Gelenkpartner gelegt wurde. Über 15 Jahre experimentierte man mit verschiedenen Materialien von Glas über Plexiglas, bis man schließlich 1938 bei Vitallium, einer Legierung aus Chrom, Kobalt und Molybdän, die auch z. B. für Zahnprothesen verwendet wird, landete. Im gleichen Jahr setzte aber Wiles in England bereits eine echte Ersatzplastik an der Hüfte aus rostfreiem Stahl ein.

## Erst der Kopf, dann auch die Pfanne

Während des Zweiten Weltkrieges stagnierte die weitere Entwicklung. Doch schon 1946 gab es Neuerungen. Die Brüder Judet verwendeten in Paris die ersten Hüftendoprothesen aus Plexiglas, die mit einem Stiel im Oberschenkelknochen

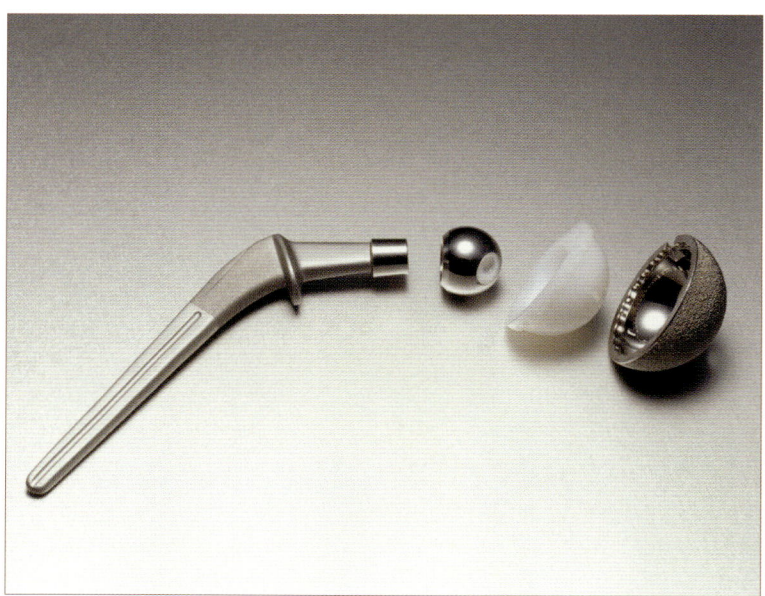

# Geschichte

befestigt wurden. Dieser Mechanismus stellte zwar einen wesentlichen Fortschritt dar – die Anfangserfolge waren beeindruckend und führten zu einer weiten Verbreitung in Europa und Nordamerika – doch langfristig erwies sich das Material als nicht geeignet.

Während bisher lediglich der Hüftkopf ersetzt wurde, führten Moore und Thompsen Anfang der 50er-Jahre die Kopf-Hals-Prothese ein, das heißt, neben dem Hüftkopf wurde auch der Schenkelhals entfernt und prothetisch ersetzt. Die Verankerung erfolgte über einen langen gefensterten Schaft im Markraum des Oberschenkels. Als Material wählten sie Metall (Chrom-Kobalt-Legierung). Obwohl diese Prothesen einen relativ großen Kopf aufwiesen, um den Flächendruck gering zu halten, kam es doch sehr häufig zu einer unphysiologischen

*Prothesen aus Metall setzen sich durch.*

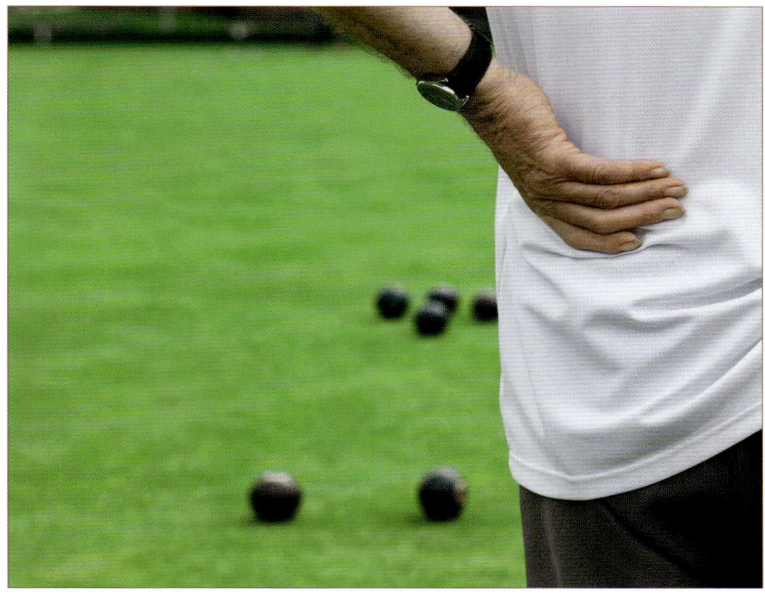

Belastung der Hüftpfanne. Logische Konsequenz war die Entwicklung einer Totalendoprothese, bei der sowohl der Hüftkopf als auch die Hüftpfanne ersetzt werden.

## Sicherer Halt durch Zement

*Standard über viele Jahre war die Kombination aus Metallkopf und Polyethylenpfanne.*

Als Durchbruch, der den Siegeszug der Hüftprothesen und ihre massenweise Verbreitung einläutete, kann die Einführung des Knochenzements zur Fixierung der Prothese 1959 durch Charnley angesehen werden. Nachdem Anfang der 60er-Jahre die Metallpfannen noch durch Schalen aus Polyethylen ersetzt wurden, verbesserten sich schlagartig die Erfolgsquoten. Auch wenn das Problem des verstärkten Materialabriebs, das zur vorzeitigen Prothesenlockerung führen kann, nicht völlig beseitigt werden konnte, hat sich doch diese Kombination aus Metall und Polyethylen seit nunmehr 40 Jahren bewährt. Was nicht heißt, dass die Entwicklung stehen geblieben wäre: Ende der 60er-Jahre kamen in der Schweiz bereits die ersten modularen Prothesen auf den Markt, bei denen Schaft, Hüftkopf und Pfanne in jeweils unterschiedlichen Größen miteinander kombiniert

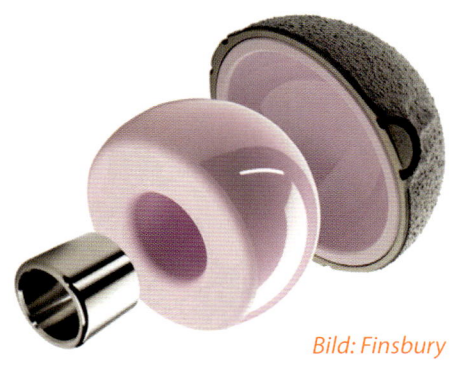

*Bild: Finsbury*

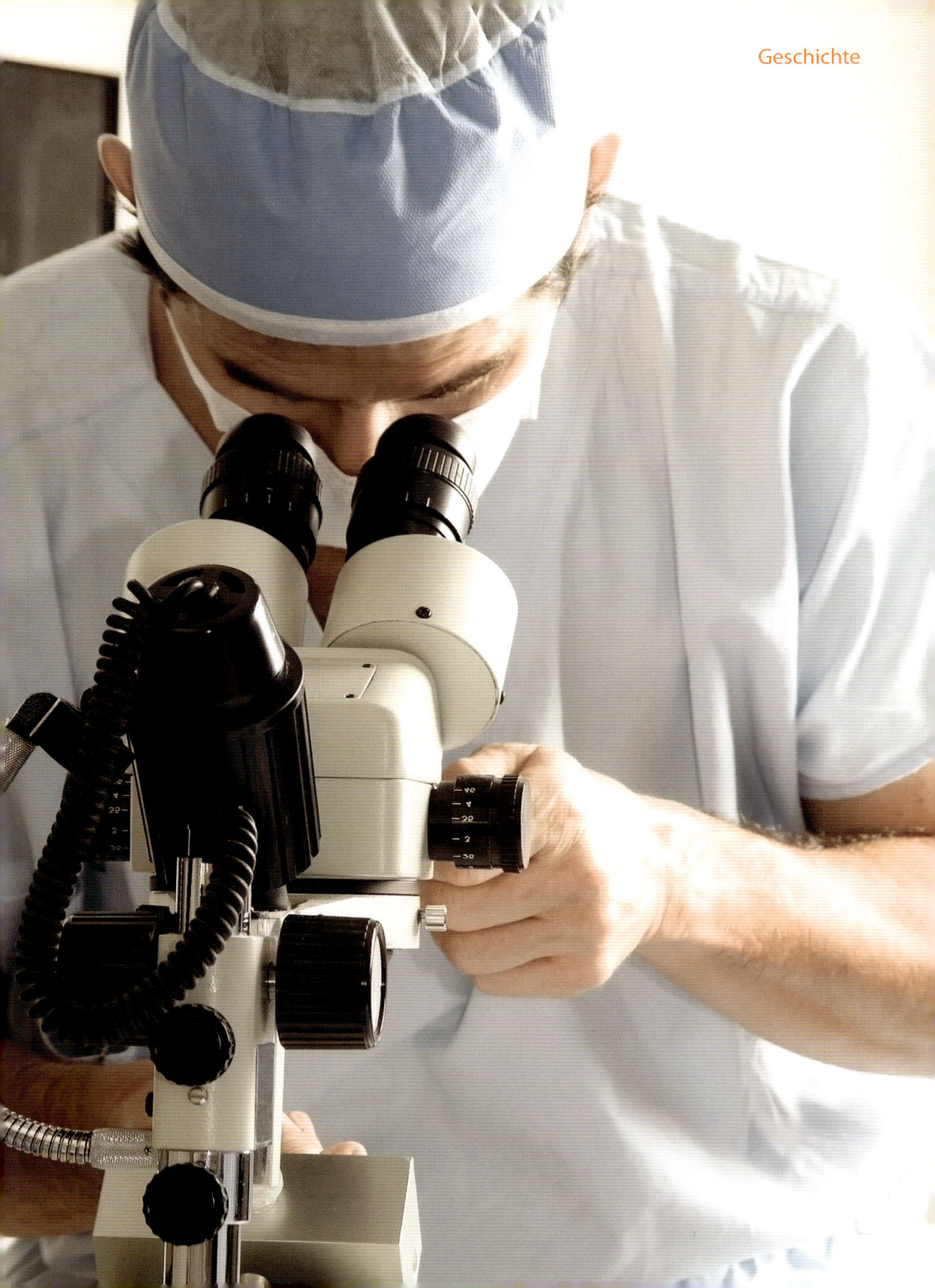

Geschichte

werden konnten. Zur gleichen Zeit zeigte sich jedoch eine Häufung sogenannter aseptischer Prothesenlockerungen, die der Zementiertechnik angelastet wurden, sodass verstärkt wieder nach zementfreien Lösungen gesucht wurde. Das führte dazu, dass verschiedene Schaftformen mit unterschiedlichen Oberflächengestaltungen entwickelt wurden. Das Ziel war, die Oberfläche zu vergrößern, um so eine bessere Kraftübertragung auf den Knochen zu erreichen.

## Neue Materialien verlängern Standzeiten

*Keramik hat eine völlig glatte Oberfläche, was die Reibung zwischen den Gelenkpartnern erheblich reduziert.*

Während bis dato überwiegend die mechanischen Probleme der Hüftprothesen im Blick waren, forschten seit Beginn der 70er-Jahre neben Ärzten und Ingenieuren zunehmend auch Chemiker, Physiker, Materialwissenschaftler und Biologen an der Verbesserung des Prothesendesigns. Ergebnis war die Einführung zweier neuer Werkstoffe: Titan und Keramik. Titan zeichnet sich durch seine Festigkeit und Korrosionsbeständigkeit bei niedrigem Gewicht aus. Aluminiumoxidkeramik ist gekennzeichnet durch seine gute Gewebeverträglichkeit und vor allem durch die aufgrund der völlig glatten Oberfläche extrem geringen Reibung. Die Verschleißrate einer Polyethylenpfanne ist bei einem keramischen Hüftkopf nur halb so groß wie bei einem Metallkopf. Viele moderne Prothesensysteme sind daher mit Köpfen aus Keramik ausgestattet.

Weitere Verbesserungen sollten modifizierte Operationstechniken bringen. Allerdings haben sich die großen Hoffnungen, die in den 90er-Jahren des vergangenen Jahrhunderts in die Robotertechnik gesetzt wurden, nicht erfüllt. Heute geht die Tendenz eher zu navigierten Systemen, bei denen der Operateur zwar Hilfe per Computer bekommt, aber jeden Operationsschritt weiterhin selber bestimmen kann.

## Die Forschung geht weiter

In den letzten Jahren haben verstärkt minimalinvasive Operationstechniken Einzug in die Operationssäle gehalten. Ermöglicht wurde dies durch Prothesenmodelle, die entweder sehr kurze Stiele haben oder durch Kappenprothesen, die nur den Gelenkkopf bzw. die Gelenkoberfläche ersetzen. Besonders für jüngere Patienten, die die durchschnittliche Lebensdauer einer Prothese von heute etwa 15 bis 20 Jahren mit hoher Wahrscheinlichkeit erleben werden und dann eine Zweitprothese benötigen, sind solche knochensparenden Modelle vorteilhaft. Zudem ist ein kleinerer Schnitt – vor allem in der unmittelbaren postoperativen Phase – für die Patienten auch weniger belastend als ein großer Schnitt.

Mittlerweile sind Prothesenvielfalt und operative Variationsmöglichkeiten auch für den Fachmann kaum noch zu überblicken. Allein im deutschsprachigen Raum sind derzeit über 300 verschiedene Prothesenmodelle auf dem Markt. Das zeigt, dass es die ideale Lösung für alle Fälle nicht gibt und wohl auch nie geben wird. Zu unterschiedlich sind die Patienten. Daher werden Erfahrung und Kompetenz des Operateurs nie zu ersetzen sein und immer entscheidend bleiben für den Operationserfolg.

*Die ideale Prothese für jedermann gibt es nicht. Es kommt immer auf eine individuelle Lösung an.*

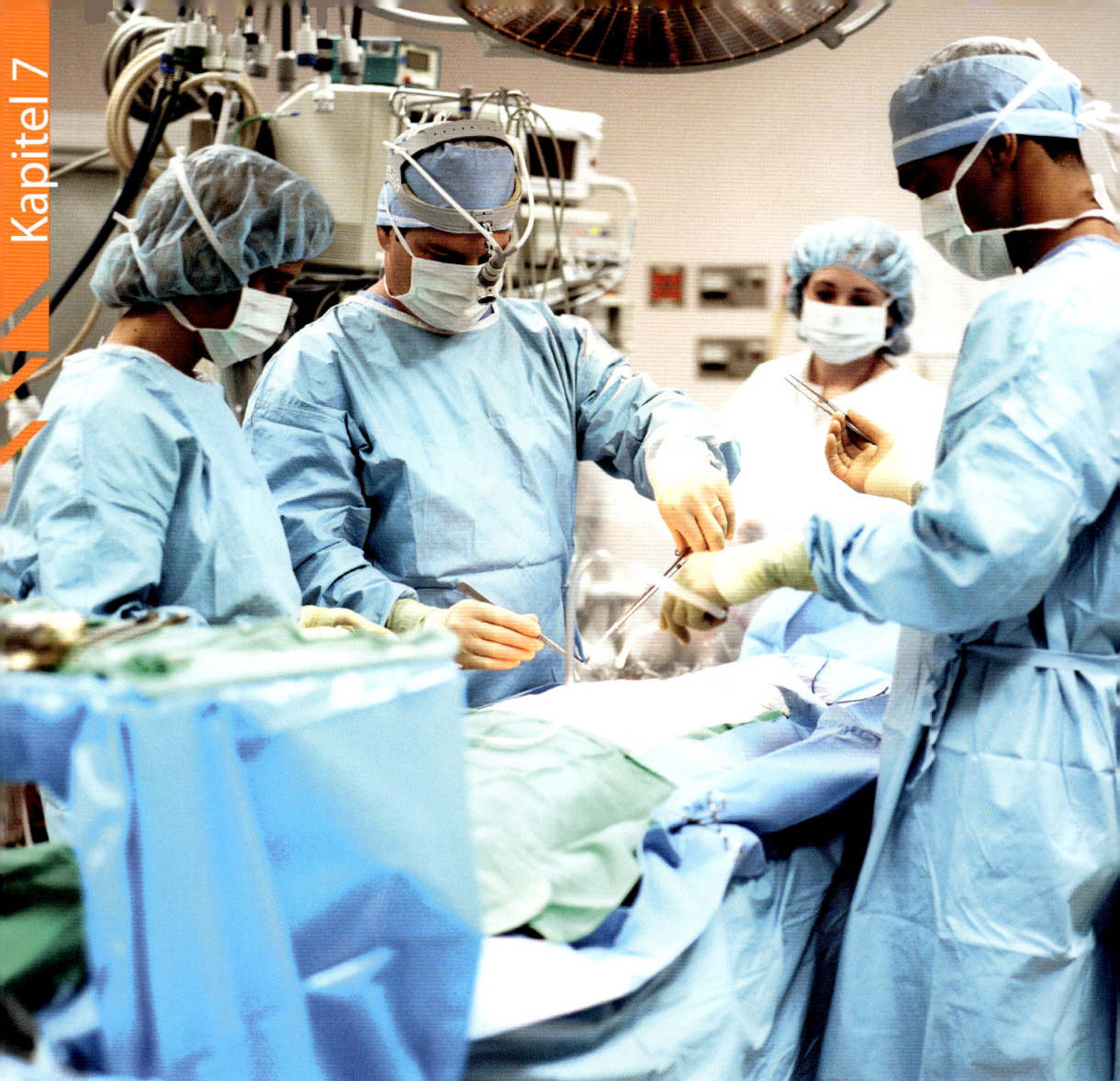

# Kapitel 7

## Die Hüftoperation

Voraussetzungen, Planung und Ablauf

## 7.1 Wann ist der richtige Zeitpunkt für eine neue Hüfte?

Viele Patienten ringen mit sich, um den richtigen Zeitpunkt für eine Hüftprothese zu finden. Diese Frage kann nur individuell beantwortet werden, denn es gibt keine „Formel", an die man sich halten kann. Als Hilfestellung können ein paar Richtlinien dienen.

Bei heftigen Hüftbeschwerden sind zuerst die Ursachen dafür zu klären. Anschließend sollen alle konservativen Behandlungsmöglichkeiten ausgeschöpft werden, bevor man eine Operation mit Hüftersatz plant.

Bei einer vorliegenden Arthrose können beispielsweise Injektionen mit künstlicher Gelenkschmiere (Hyaluronsäure) sowie schmerz- und entzündungshemmende Medikamente für eine Zeit lang die Beweglichkeit der Hüfte steigern und die Schmerzen lindern. Erst wenn die Wirkung der Medikamente nachlässt oder unerwünschte Nebenwirkungen auftreten, sollte ein operativer Eingriff in Erwägung gezogen werden. In manchen Fällen führen arthrotische Beschwerden dazu, dass die Beweglichkeit der Hüfte so eingeschränkt wird, dass man nicht mehr in der Lage ist, alltägliche Aufgaben wie das Anziehen von Schuhen oder Aufheben einer Gabel vom Boden zu verrichten. Eine neue Hüfte kann hier deutlich die Lebensqualität verbessern.

*Künstliche Gelenkschmiere oder schmerz- und entzündungshemmende Medikamente können für eine Zeit lang die Beschwerden lindern. Irgendwann lässt die Wirkung dieser Mittel jedoch nach. Wenn solch konservative Methoden nicht mehr helfen und ein quälender Ruheschmerz auftritt, ist u. U. der Zeitpunkt für ein neues Hüftgelenk gekommen.*

In der Regel ist für die Entscheidung, eine Hüft-OP in Angriff zu nehmen, das Auftreten eines quälenden Ruheschmerzes ausschlaggebend. Wenn dadurch der Schlaf des Betroffenen erheblich gestört ist und er sich aufgrund der heftigen Schmerzen nicht mehr erholen und entspannen kann, kann eine Prothese die notwendige Lösung darstellen.

# Kapitel 7

## Hinauszögern ist die Devise

*Je später – desto besser! Da eine Prothese eine beschränkte Lebensdauer besitzt, sollte diese so spät wie möglich zum Einsatz kommen. Außerdem ist zu bedenken, dass eine neue Hüfte weder der Funktion noch der Belastbarkeit des Originalgelenks genau entspricht.*

Zu bedenken ist, dass eine Hüftprothese nicht unbedingt „ein Leben lang" hält, sondern dass mit einer Lebensdauer von maximal 15 bis 20 Jahren zu rechnen ist. Danach besteht die Möglichkeit, sollte es zum Versagen oder zu einer Auslockerung des Erstimplantates kommen, eine Revisionsendoprothese einsetzen zu lassen. Dieser Zweiteingriff ist jedoch vielfach nicht unproblematisch und in der Regel entspricht eine zweite Prothese weder der Funktionalität noch der Lebensdauer der ersten. Aus diesem Grund ist es ratsam, eine Hüftoperation, sofern dies möglich ist, so lange wie möglich hinauszuzögern, bestenfalls bis ins sechste oder siebte Lebensjahrzehnt.

Auf jeden Fall soll eine Hüftendoprothese gut überlegt sein, am besten indem man mittel- und langfristige Nachteile und Risiken, möglichen Vorteilen, wie einer Verbesserung der Lebensqualität, gegenüberstellt. Keinesfalls darf die Endoprothetik überschätzt werden, denn durch eine neue Hüfte kann weder die Funktion noch die Belastbarkeit des Originalgelenks 1:1 wiederhergestellt werden.

## 7.2 Ist es egal, welche Hüfte man bekommt?

### Welche Prothesenmodelle gibt es?

*Prothesenmodelle müssen korrosionsbeständig, abriebarm, verträglich (keine Allergie) und widerstandsfähig gegenüber Druckbelastungen sein.*

Prinzipiell unterscheidet man bei künstlichen Hüftgelenken die Art des Materials, welche Hüftteile ersetzt werden und die Art der Verankerung im Knochen (Zementierung). Welches Modell der Hüftprothese das Richtige für den jeweiligen Patienten ist, muss individuell entschieden werden. In erster Linie spielen dabei Faktoren wie biologisches Alter, Knochenbeschaffenheit (wie viel Knochenmaterial geschädigt bzw.

# Hüftoperation

noch gesund ist), anatomische Verhältnisse und Anforderungen an das neue Hüftgelenk (z. B. sportliche Aktivitäten) eine Rolle. Dem kalendarischen Alter kommt heute hingegen nur ein untergeordneter Stellenwert zu.

Die einzelnen Modelle der Prothesen können in verschiedenen Größen ausgewählt oder auch individuell, sozusagen maßgeschneidert, für jede Hüfte angefertigt werden. Die Maße werden durch eine genaue Vermessung bei einer Computertomografie ermittelt. An die Hüftprothesen werden darüber hinaus hohe Anforderungen gestellt. Sie müssen korrosionsbeständig, abriebarm, verträglich (keine Allergie) und widerstandsfähig gegenüber den Druck- und Biegebelastungen der Körperbewegungen sein. Je nachdem können folgende Prothesen angewendet werden:
- Totalendoprothese (TEP)
- Schaftprothese oder Hemi-Endo-Prothese (HEP)
- Kappenprothese

## Totalendoprothese (TEP)
Bei der Totalendoprothese werden der Gelenkkopf und Schenkelknochen reseziert und durch

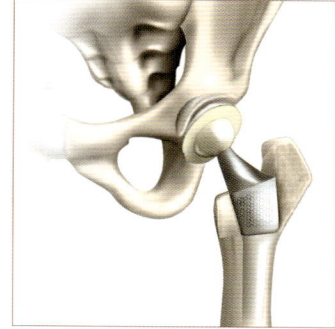

*Individuell wird entschieden, welches Modell für den jeweiligen Patienten das passende ist. Bei dieser Entscheidung berücksichtigt man das biologische Alter, die Knochenbeschaffenheit, anatomische Verhältnisse sowie die Anforderungen (z. B. Sport) an das neue Hüftgelenk.*

*Bei einer Totalendoprothese (TEP) wird das vollständige Gelenk – Oberschenkelhals und Hüftgelenkspfanne – durch ein künstliches Gelenk ersetzt.*

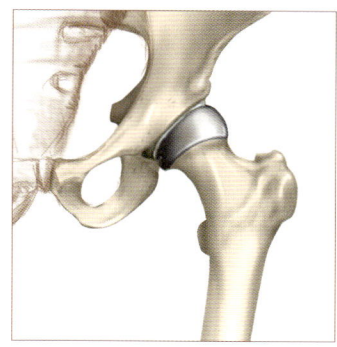

*Eine Alternative zur TEP kann eine Kappenprothese sein, die den Hüftkopf überkront. Fakultativ ist dabei der Einsatz einer künstlichen Hüftpfanne.*

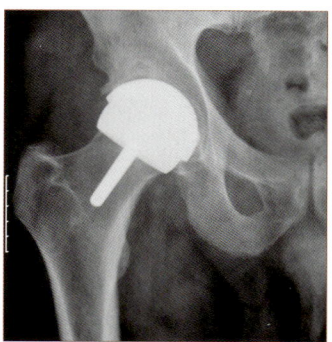

*Kappenprothese im Röntgenbild*

einen Prothesenschaft ersetzt, auf dem ein kugelförmiger Gelenkkopf sitzt. Gleichzeitig wird als Gegenstück eine künstliche Gelenkpfanne in den Bodenknochen eingesetzt.

### Langschaftprothese
Wie der Name schon sagt, verfügt die Langschaftprothese über einen relativ langen Schaft, der für eine optimale Festigkeit weit in den operativ geöffneten Oberschenkelknochen eintaucht.

### Kurzschaftprothese
Moderne Prothesenvarianten zeichnen sich durch besonders kurze und kleine Bauformen aus, sodass man dadurch Knochen und Muskelstrukturen schont. Diese kleineren Modelle konnten sich mit der Zeit bewähren. Sie sind dabei jedoch vor allem für Menschen mit guter Knochenqualität geeignet.

### Kappenprothese
Bei der Kappenprothese, auch McMinn-Prothese genannt, bleibt der Gelenkkopf weitgehend erhalten und lediglich die defekte Oberfläche des Hüftkopfes wird durch eine Metallkappe ersetzt. Diese Metallkappe wird sozusagen auf den Kopf

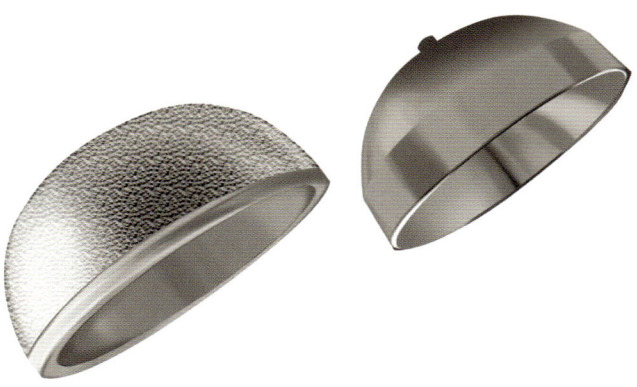

aufgesetzt, was man sich so ähnlich wie bei einer Zahnkrone vorstellen kann. Die künstliche Metallkappe besitzt ein Zäpfchen, dass in das zuvor gebohrte Loch im Gelenkkopf gesteckt wird und dafür sorgt, dass die Prothese nicht verrutscht. Zusätzlich wird zur Fixierung die Kappenprothese auf den Hüftkopf zementiert. Dadurch, dass die anatomischen Verhältnisse im Gelenk beibehalten werden, wird eine hohe natürliche Beweglichkeit und schnelle Rehabilitation ermöglicht. Nach einigen Jahren der Renaissance dieses Prothesenmodells wird durch die, in neueren Studien nachgewiesene, schlechte Langzeitstabilität der Einsatz kontrovers diskutiert.

### Druckscheibenprothese

Wie der Name der Prothese bereits andeutet, handelt es sich hier um eine besondere Art der Verankerung. Hierbei wird ein Schraubbolzen durch den Oberschenkelhals geführt und mit einer Druckscheibe von außen am Oberschenkelhals fixiert. Da nur der Hüftkopf entfernt wird, bedeutet dies, dass ein nur sehr geringer Teil des Knochens abgetragen werden muss.

Im Vergleich zu den klassischen Prothesenmodellen ist diese Prothese mit einer deutlich früheren Lockerung verbunden und wird daher nur selten angewandt. Die Lockerung tritt häufig nicht ganzflächig auf, sodass die Prothese zum Teil noch fest im Knochen verankert ist. Eine Wechseloperation kann daher kompliziert und riskant sein und eine zerstörungsfreie Entfernung ist oftmals nicht möglich. Diese Prothese wird eher jungen Patienten empfohlen, um die Implantation eines herkömmlichen Modells aufzuschieben.

### Verschraubte Prothesen (Spiron- bzw. Merionprothese)

Die Besonderheit dieser Hüftschäfte ist, dass sie nicht in den Oberschenkelknochen eingeschlagen bzw. einzementiert werden, sondern in den Oberschenkel eingeschraubt. Dies soll für eine hohe Primärstabilität und ein besseres Anwachsen des Knochens und des Prothesengewindes sorgen.

## Die Materialien

*Damit das neue Gelenk so lange wie möglich erhalten bleibt, versucht man, die verwendeten Materialien ideal zu kombinieren. Dadurch soll die Abnutzung der Komponenten gering gehalten werden.*

Die einzelnen Teile der Prothese können aus unterschiedlichen Materialien bestehen. Man versucht dabei, die Materialien so zu kombinieren, dass es zu einer geringstmöglichen Reibung in der Pfanne und somit Abnutzung der Komponenten kommt. Dadurch soll das Gelenk so lange wie möglich erhalten bleiben. So passt beispielsweise ein Hüftkopf aus Keramik zu einem Pfanneneinsatz aus Polyethylen oder Keramik. Ein Hüftkopf aus Metall (Titan oder Edelstahl) hingegen passt zu einem Pfanneneinsatz aus Metall oder auch Polyethylen.

## Welche Operationsverfahren gibt es?

Welches Operationserfahren bei dem einzelnen Patienten infrage kommt, hängt unter anderem vom anatomischen Hüftaufbau und Gesundheitszustand ab und kann nur individuell entschieden werden.

### Konventionelle Methode der Hüftoperation

Bei konventionellen Operationen werden Einschnitte von ca. 12 bis 15 cm gemacht. Um während des Eingriffes die benötigten Stellen zu erreichen, müssen Muskeln und Sehnen, wie beispielsweise der große Gesäßmuskel, ein Teil der kleinen Drehmuskeln sowie der beckenstabilisierenden Muskulatur gelöst bzw. durchtrennt werden. Dadurch können Komplikationen bei der Wundheilung auftreten, denn die durchtrennte Muskulatur wächst, wenn überhaupt, nur sehr langsam wieder zusammen. Dies ist

# Hüftoperation

oftmals mit einem schmerzhaften Kraftverlust der Muskulatur und Beeinträchtigung des Ganges verbunden.

## Minimalinvasive Operationen der Hüfte

Bei der minimalinvasiven Methode wird versucht, gewebeschonend zu operieren und dabei kleinstmögliche Einschnitte zu machen. So sind die Einschnitte meist nicht größer als 6 bis 7 cm. Muskulatur, Sehnen und Nerven sollen dabei möglichst nicht getrennt oder beschädigt werden. Damit dennoch ordnungsgemäß gearbeitet werden kann, schiebt man die Muskeln zur Seite. Durch diese schonende OP-Weise leiden Patienten nach dem Eingriff unter weniger Schmerzen als bei der konservativen Methode, erholen sich schneller und die Rehabilitationszeit verkürzt sich. Durch einen geringeren Blutverlust während des Eingriffs ist der Patient danach weniger erschöpft.

*Bei minimalinvasiven Operationsverfahren schont man weitgehend das Gewebe und verkürzt dadurch die Rehabilitationszeit des Patienten.*

## Operieren mit Navigationssystem

In der Chirurgie verwendete Navigationssysteme unterstützen den Operateur bei seiner Arbeit. Diese Systeme bestehen aus Computer, Bildschirm, Kamera und Sensoren und erfassen den genauen anatomischen Aufbau der Hüfte. Die Operation und das Innere der Hüfte können also über Monitor mitverfolgt werden. Dabei erhält der Operateur alle notwendigen Informationen und erfährt, wie die Prothese im Knochen genau anzubringen ist, um eine optimale Krafteinleitung beim Gehen zu erreichen. Navigationssysteme helfen dem Operateur, sich räumlich besser orientieren zu können und tragen so zu einer millimetergenauen Einpassung der Endoprothese bei. Die Handarbeit verrichtet der Chirurg selbst.

*Die Ergebnisse einer Hüft-OP können mithilfe von Navigationssystemen verbessert werden. Diese helfen dem Operateur, die Endoprothese millimetergenau einzupassen.*

## Operieren mithilfe eines Roboters

Auch in der Chirurgie halten Roboter Einzug, um dem Operateur dienend zur Hand zu gehen. Diese Generation der Operationsroboter hat sich aber nicht bewährt, da es sich gezeigt hat, dass eine genaue Operationsführung einer starken Traumatisierung gegenübersteht. So sind vermehrt Nervenschädigungen und Wundheilungsstörungen aufgetreten, die auf während der Operation entstandene Verletzungen zurückzuführen sind. Darüber hinaus ist der Einsatz dieser Maschinen mit einer viel längeren Operationsdauer und somit mit einem erhöhten Blutverlust und Komplikationsrisiko verbunden.

## 7.3 Zementiert – ja oder nein?

Prothesen können auf unterschiedliche Weise, mit oder ohne Zement, verankert werden. Eine Priorität dabei ist, dass die Stabilität der Prothesen gewährleistet wird, sodass es im Anschluss zu keinen vorzeitigen Lockerungen kommen kann. Die Wahl der Befestigungsart hängt dabei einerseits vom Zustand der Knochenverhältnisse, andererseits von der allgemeinen gesundheitlichen Verfassung ab.

### Die Verankerung

Grundsätzlich gibt es drei verschiedene Methoden, wie ein künstliches Hüftgelenk verankert werden kann:
- die zementierte Prothese
- die zementfreie Prothese
- und die Hybridprothese.

### Die zementierte Prothese

Bei dieser Methode werden der Schaft und die Hüftpfanne mit Knochenzement befestigt. Der Zement besteht meist aus einem schnell härtenden und antibiotikahaltigen Kunststoff (Polymethylmetacrylat, PMMA). Sobald der Kunststoff ausgehärtet ist, ist die Prothese stabil und kann auch, anfangs mit Vorsicht, belastet werden. Das Entstehen von Zwischenräumen zwischen Zement und Prothesen, die unter Umständen für das Auslockern der Prothese verantwortlich sein können, kann bei dieser Art der Verankerung vermieden werden. Da der Zement jedoch einem gewissen Alterungsprozess unterliegt, besteht die Gefahr, dass sich die Prothese früher lockert.

*Abhängig von den Knochenverhältnissen und der allgemeinen gesundheitlichen Verfassung wird eine Verankerung mit oder ohne Zement gewählt.*

## Die zementfreie Prothese

Die künstliche Hüftpfanne und der Schaft werden entweder mit dem Knochen verschraubt (Schraubpfanne) oder in den Knochen eingeklemmt („press–fit-Prothese"). Der Einsatz von Knochenzement wird somit unnötig. Durch eine poröse Oberfläche bei solchen Prothesen begünstigt man, dass der Knochen in diese einwachsen und so für eine körpereigene Befestigung der Prothese sorgen kann. Da der Knochen eine Zeit lang braucht, um mit der Prothese zu verwachsen und so für eine stabile Hüfte zu sorgen, muss die Hüfte längere Zeit geschont werden und kann meist erst nach etwa drei Monate wieder richtig belastet werden. Aus diesem Grund eignet sich diese Methode nur für Menschen, die ein gutes Knochenwachstum aufweisen sowie über die notwendige Kraft und Disziplin verfügen, um eine Zeit auf Unterarmgehstützen zu laufen.

## Die Hybridprothese ober teilzementierte Prothese

Zement verwendet man hierbei, um den Schaft in den Oberschenkelknochen zu befestigen. Die Pfanne wird zementfrei in den Beckenknochen angebracht und gegebenenfalls mit Schrauben montiert. Diese Variation kann aber auch vice versa erfolgen.

## 7.4 Eigenblutspende

*Bekannte Risiken, wie ein Blutverlust, können einfach minimiert werden: Durch vorherige Eigenblutspende bestehen genau passende Reserven.*

Bei einer Hüftoperation handelt es sich um einen größeren Eingriff, der oft mit einem Blutverlust in einem solchen Ausmaß verbunden ist, dass er mit Transfusionen ausgeglichen werden muss. Da dieses Risiko bekannt ist, kann man entsprechend vorsorgen, indem der Patient vor der Operation eine gewisse Menge seines eigenen Blutes „spendet", also eine sogenannte Eigenblutspende abgibt. Ein Vorgang – der sofern der Patient die entsprechenden Voraussetzungen erfüllt – sehr empfehlenswert ist, da diese Form der Blutübertragung die allerwenigsten Risiken birgt. Welches Blut könnte auch besser verträglich sein als das eigene? Zusätzlich werden durch Eigenblutspenden die wertvollen Bestände von Fremdblutkonserven geschont und können Menschen – unter Umständen sogar lebensrettend – zur Verfügung stehen, deren Operation z. B. durch einen Unfall nicht im Voraus planbar ist. Bei der Eigenblutspende sollte der Begriff „Spende" nicht insofern missverstanden werden, als dass das Blut anderen Patienten zur Verfügung steht, wenn es bei seinem Spender nicht oder nicht vollständig benötigt wird. Sollte es nämlich wirklich dazu kommen, dass die Eigenblutspende

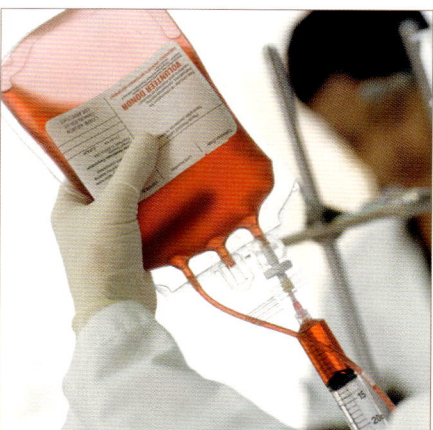

nicht (vollständig) benötigt wird, kann sie dem Patienten zurückgeführt werden oder aber entsorgt werden.

Ob der jeweilige Patient für eine Eigenblutspende geeignet ist, wird zuvor durch eine Untersuchung, die meist ohnehin im Rahmen der

Operationsvorbereitungen erfolgt, ermittelt. Dazu gehört in der Regel ein aktuelles Blutbild, bei älteren Patienten auch ein EKG. Eine wichtige Rolle bei den für die Eigenblutspende zu erfüllenden Voraussetzungen spielen auch die Medikamente, die vom Patienten eingenommen werden. So ist es beispielsweise ein klares Ausschlusskriterium, wenn ein blutverdünnendes Medikament, wie z. B. Marcumar eingenommen wird. Dieses Medikament wird häufig von Herzpatienten eingenommen. Für diese Patientengruppe ist eine Eigenblutspende ohnehin separat mit ihrem Kardiologen abzuklären bzw. dessen Befunde zur Voruntersuchung mitzubringen.

*Vor der Eigenblutspende wird der Patient untersucht und befragt. Es spielt dabei z. B. eine Rolle, ob und welche Medikamente regelmäßig eingenommen werden.*

Entnommen wird die Eigenblutspende üblicherweise mit einer Kanüle über eine Armvene. Unter Umständen wird über den anderen Arm eine Blutersatzflüssigkeit zugegeben, um den Volumenverlust durch die Blutentnahme auszugleichen. Im Gegensatz zu vielen Blutuntersuchungen, bei denen Werte im nüchternen Zustand untersucht werden müssen, sollte der Patient eine ausreichende Mahlzeit zu sich genommen haben, damit der Kreislauf stabil ist. Auf Alkohol und Nikotin muss dabei jedoch verzichtet werden.

## Schonend und unproblematisch

In den seltensten Fällen ist mit größeren Komplikationen zu rechnen, ein leichtes Schwächegefühl oder Kreislaufschwankungen können aber auftreten, weshalb am besten eine Begleitperson für den Heimweg organisiert wird. Außerdem darf der Patient nach der Eigenblutspende kein Auto oder Rad fahren, also aktiv am Straßenverkehr teilnehmen. Er könnte durch auftretende Kreislaufprobleme eine Gefahr für sich und seine Mitmenschen darstellen. Besonders Personen, die be-

*Essen Sie ausreichend vor der Eigenblutspende und trinken Sie viel über den ganzen Tag verteilt, um den Flüssigkeitsverlust auszugleichen. Für den Heimweg sollte zur Sicherheit eine Begleitperson zur Verfügung stehen.*

rufsbedingt ein Kraftfahrzeug führen müssen, sollten diesen Umstand bei der terminlichen Planung der Eigenblutspende berücksichtigen. Während und für eine gewisse Zeit nach der Eigenblutspende verbleibt der Patient im Krankenhaus unter Beobachtung, sodass ein Unwohlsein dort direkt behandelt werden kann. Nach Entlassung ist das Risiko bereits wesentlich geringer. Der Körper beginnt unverzüglich und im Gesamten recht schnell mit der Blutregeneration. Die Einnahme von Eisentabletten kann dabei unterstützend wirken. Außerdem sollte an dem Tag der Eigenblutspende (sowohl vorher als auch nachher) besonders viel getrunken werden, um den Flüssigkeitsverlust auszugleichen. Auch während der Folgetage ist noch auf ausreichende Flüssigkeitsaufnahme zu achten.

Die Nutzung des Eigenblutes kann auf verschiedene Weise erfolgen. Mit der Eigenplasmaspende wird ausschließlich das Blutplasma gewonnen. Die Trennung erfolgt während der Entnahme, das heißt, das bereits abgenommene Blut wird in einer Zentrifuge in Blutkörperchen und Blutplasma geteilt. Während das Plasma gesammelt wird, werden die roten Blutkörperchen dem Patienten wieder zugeführt. Das Plasma wird gefroren und kann so für einen Zeitraum von bis zu zwei Jahren aufbewahrt werden. Bei einer geplanten Operation wird der Zeitpunkt der Eigenblutspende aber meist näher am Operationstermin liegen. Ist das Ziel der Eigenblutspende auch die Gewinnung von roten Blutkörperchen, werden diese mit dem gleichen Verfahren separiert, nur eben dem Körper nicht zurückgegeben. Die Blutkörperchen werden in eine Nährlösung gegeben und sind in einem Blutkühlschrank bei einer Temperatur von ca. vier Grad bis zu 49 Tage haltbar. Ihre Haltbarkeit liegt somit weit unter der von Blutplasma in tiefgefrorenem Zustand. Blutplasma und Blutkörperchen zusammen werden meist entnommen, wenn mit einem größeren Blutverlust gerechnet wird.

*Während der Operation kann das austretende Blut aufgefangen, gereinigt und dem Patienten wieder zurückgeführt werden.*

Eine andere Art der Eigenblutgewinnung kann während der Operation aus dem austretenden Wundblut erfolgen. Bei der sogenannten maschinellen Autotransfusion wird das Wundblut gereinigt und dann dem Patienten wieder zugeführt.

## 7.5 Ablauf der OP

Zur Operationsvorbereitung gehören neben den körperlichen Untersuchungen, Laborbefunden, der Eigenblutspende und einer ausführlichen Aufklärung (z. B. andere Erkrankungen und Allergien müssen besprochen werden) vor allem auch die genaue Planung, welche Prothesenart für den Patienten die geeignetste ist und mit welcher Methode sie dann am besten eingesetzt wird. In der Regel kann eine Hüftoperation unter einer Voll- oder auch Teilnarkose durchgeführt werden. Für welche Art der Schmerzverhinderung man sich entscheidet, hängt vom körperlichen Allgemeinzustand des Patienten und dessen Präferenzen ab. Teilnarkose bedeutet in diesem Fall eine sogenannte Spinal- oder Periduralanästhesie. Dabei werden Narkosemittel in das Rückenmark der Lendenwirbelsäule gespritzt und dadurch die Reizwahrnehmung der unteren Körperpartien unterdrückt. Die Patienten haben somit ungefähr ab dem Bauchnabel abwärts kein Gefühl mehr. Möchten Patienten, bei denen diese Narkoseart durchgeführt wird, das Geschehen im Operationssaal nicht mitbekommen, können sie mit einem Beruhigungs- und Schlafmittel versorgt oder auch durch Musikhören abgelenkt werden. Es ist ganz unterschiedlich, ob es ein Patient eher als positiv – damit er sich mitteilen kann und weiß, was gemacht wird – oder negativ empfindet, wenn er während der Operation bei Bewusstsein ist. Auch eine Kombination von Vollnarkose und einer Spinalanästhesie ist möglich. Sowohl bei der Voll- als auch bei der Teilnarkose wird der Zustand des Patienten fortwährend kontrolliert.

*Eine Hüftoperation kann mit einer örtlichen Betäubung durch rückenmarksnahe Anästhesie oder in Vollnarkose durchgeführt werden. Bei beiden Methoden – oder einer Kombination – wird der Patient immer gründlich überwacht.*

## Operationsmethode entscheidend für Schnittgröße und Muskelbeeinflussung

*Je nachdem, wo die Einschnittstelle für den Eingriff liegt, können Muskeln und andere Strukturen geschädigt werden. Mit den heutigen Methoden wird dies aber so minimal wie möglich gehalten. So operiert man beispielsweise bei den minimalinvasiven Verfahren durch die sogenannten Muskellogen hindurch.*

Je nach anatomischer Voraussetzung und vor allem der gewählten Operationsmethode liegt der Patient auf dem Bauch, Rücken oder in der Seitenlage, um die Stelle für den nötigen Zugang dem Arzt gut erreichbar zu machen. Was die Operationsmethode angeht, ist diese wiederum sehr abhängig davon, welche Prothesenart für den Patienten infrage kommt. Viele Endoprothesen, wie z. B. die Kurzschaftprothesen können mittlerweile minimalinvasiv eingesetzt werden, das heißt mit einem kleinstmöglichen Schnitt. Wichtigster Indikator für die Größe des Schnittes ist jedoch der Umfang des künstlichen Hüftkopfes, der zum einen am Oberschenkelknochen angebracht und fest verankert werden muss und zum anderen in die neue Hüftpfanne eingepasst werden muss.

Wie bei jeder Operation wird Sterilität im Operationssaal hergestellt. Der Patient ist in der Regel mit Operationskleidung und einer entsprechenden Haube bekleidet. Das Operationsgebiet an der Hüfte ist unbedeckt und desinfiziert. Eine Hüftoperation erfordert ein Höchstmaß an Keimfreiheit und

*Schnittführung eines minimalinvasiven Zugangs (blau) im Vergleich zur herkömmlichen OP*

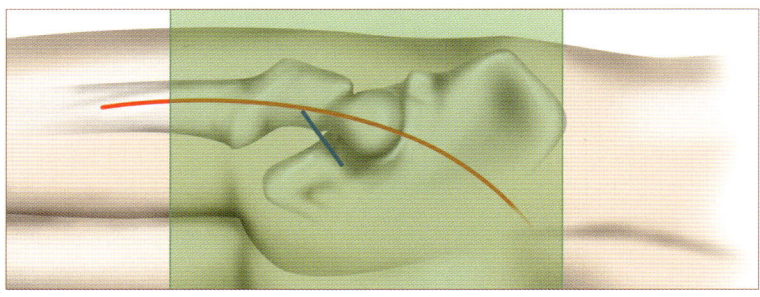

Sterilität und erfolgt deshalb nur in OP-Sälen mit spezieller Ausstattung.

Mit einem Skalpell wird ein Schnitt gemacht, der zwischen 6 und 7 cm bei minimalinvasiven Verfahren und 12 bis 15 cm bei herkömmlichen Verfahren lang sein kann und dem Operateur Zugang zu dem Hüftgelenk verschaffen soll. Mit der minimalinvasiven Herangehensweise achtet man darauf, dass man so wenig Muskel- und Bandstrukturen wie möglich für den Zugang durchtrennt. Man versucht durch natürliche Lücken, die sogenannten Muskellogen, zu operieren. Welche Muskeln davon betroffen sind, hängt natürlich von der genauen Eintrittsstelle ab. Seitliche Zugänge beispielsweise erfordern eine Bearbeitung der Abduktoren, welche das Becken stabilisieren. Wird von hinten – das heißt, der Patient liegt auf dem Bauch – an das Hüftgelenk herangegangen, müssen Drehmuskeln und der große Gesäßmuskel (Musculus glutaeus maximus) umgangen oder gelöst werden. Je mehr Muskeln bei einer Hüftoperation geschädigt werden, desto umfangreicher fallen Kraftverlust und die im Anschluss an die OP notwendige Rehabilitation aus.

## Kranke Teile entfernen und Ersatz befestigen

Hat der Arzt Zugriff zu dem Hüftgelenk, kann entsprechend der geplanten Prothese bzw. des Knorpelverlustes der Hüftkopf komplett entfernt werden oder auch – bei Verwendung einer Kappenprothese – durch Abschleifen der arthrotischen Oberfläche befreit werden. Bei allen „Ersatzteilen", also allen Prothesentypen, die für den Hüftkopf eingesetzt werden, muss im Oberschenkelhalsknochen ein entsprechendes Loch vorgebohrt werden. Auch die Hüftpfanne, also das Gegenstück zum Hüftkopf, der sich am Ende des Oberschenkelhalsknochens (Femur) befindet, muss entsprechend für den Protheseneinsatz präpariert, das heißt

*Bevor das neue, künstliche Gelenk eingesetzt werden kann, müssen die kranken Strukturen entfernt werden. Die „Ersatzteile" werden dann abhängig vom Modell eingepresst, eingeschraubt oder mit speziellem Knochenzement befestigt.*

ausgefräst werden. Dafür benutzen die Operateure speziell entwickelte Operationsinstrumente. Sind diese Voraussetzungen erfüllt, können die Prothesenteile eingebracht werden. Damit sie einen guten Halt haben, müssen sie fest verankert werden. Sowohl bei der Hüftpfanne als auch beim Hüftkopf kann das durch Einpressen, Einschrauben oder Befestigung mit einem speziellen Knochenzement erfolgen. Letzterer wird in der Regel nur dann genutzt, wenn eine besonders schlechte Knochenqualität vorliegt, z. B. bei Osteoporose, oder wenn eine Verletzung keine andere Verankerung zulässt. In die zuvor angelegten Bohrungen werden die Teile eingepasst und sollen mit der Zeit mit dem natürlichen Knochen verwachsen. Danach werden die zuvor für den Eingriff auseinandergezogenen Gelenkpartner wieder zusammengeführt, das heißt, der Gelenkkopf in die Pfanne gelegt. Scheint dies passend zu sein, testet der Arzt die Funktionalität des Beines, indem er es mehrmals hin und her bewegt. Dies dient der Sicherung, dass die für das Bein wichtigen Bewegungen später auch durchgeführt werden können.

Zum Schluss wird die Wunde wieder verschlossen und die Operationsstelle mit einem speziellen Kompressionsverband versorgt. Um innere Blutergüsse zu verhindern, befinden sich in der Wunde sogenannte Drainageschläuche, durch die nachsickerndes Blut und Wundflüssigkeit ablaufen können. Unmittelbar nach der Operation, noch bevor der Patient aus der Narkose erwacht bzw. seine örtliche Betäubung abklingt, wird ein Röntgenbild angefertigt. So kann der postoperative Verlauf chronologisch dokumentiert werden.

Das Ausmaß von Knochenabrieb, Verschleiß der einzelnen Endoprothesenteile und dadurch von der Lockerung hängt von vielfältigen Faktoren ab und schreitet unterschiedlich schnell fort. Entzündungen und Infektionen treten nur sehr selten auf. Die am meisten einflussnehmenden Faktoren sind Partikel, die sich von der Prothese lösen und dann Reibungspunkte im Gelenk darstellen, Übergewicht oder eine falsche (zu hohe oder einseitige) Belastung der „neuen" Hüfte. Regelmäßige Untersuchungen, Reduzierung von Übergewicht falls vorhanden, die Einhaltung der Tipps, die man in der Reha von Physiotherapeuten erhalten hat sowie gezieltes Muskeltraining zur Kräftigung der gelenkstützenden Instanzen (Muskeln) können folglich Lockerungen entgegenwirken, das heißt, diesen Prozess verlangsamen. Lockert sich eine Prothese dann schlussendlich doch, ist es für den Revisionseingriff von Wichtigkeit, dies möglichst früh zu erkennen, damit ein relativ geringer Knochenverlust vorliegt. Dies gilt insbesondere für frühzeitig gelockerte Prothesen.

*Ein neues Hüftgelenk ist nicht lebenslang haltbar, sondern unterliegt Verschleiß, z. B. durch Abrieb. Im Sinne einer möglichst langen Lebensdauer kann es helfen, Übergewicht zu reduzieren und bestimmte Bewegungen zu meiden. Trotzdem sollte aber der Muskelapparat, der das Gelenk stützt, entsprechend gestärkt werden.*

Vom Prinzip her ist eine Wechseloperation sehr ähnlich wie die Erstimplantation, mit dem Unterschied, dass vor dem Einsetzen der (neuen) Prothese, die alte Prothese entfernt werden muss. Eben dieser Umstand macht einen solchen Eingriff technisch noch mal um einiges anspruchsvoller. Die alte Prothese zu entfernen bedeutet immer auch einen Verlust von Knochenmaterial. Diesen gilt es so gering wie möglich zu halten, um der neuen Prothese genügend Halt geben zu können. Aus diesem Grund wird der Arzt auch beim Einsatz der Erstprothese den Knochenverlust berücksichtigen und so knochensparend wie möglich vorgehen. Je nach den individuellen Gegebenheiten ist es aber dennoch nicht immer möglich, besonders knochensparend zu operieren.

Besonders diffizil wird das Ablösen der Prothese, wenn diese mit Knochenzement verankert wurde. Dessen Entfernung – insbesondere aus dem Oberschenkelknochen – ist mit Nachteilen, wie z. B. einem größeren Zugang verbunden. Aber egal, ob die Vorgängerprothese mit oder ohne Knochenzement befestigt war, in den meisten Fällen werden bei einer Wechsel-

# Kapitel 7

*Wechseloperationen sind immer schwieriger und aufwendiger als die Erstimplantation einer Hüftprothese.*

operation knochenaufbauende Maßnahmen notwendig. Wurde der Primäreingriff minimalinvasiv mit einer Kappen- oder Kurzschaftprothese durchgeführt, stehen die Chancen gut, dass als Revisionsprothese eine „normale" Langschaftprothese verwendet werden kann. Bei größerem Knochenverlust werden zusätzliche Verankerungsverfahren notwendig.

## 7.6 Wer ist der beste Arzt für mich?

Liebe Leserin, lieber Leser, mit der Lektüre des Ihnen hier vorliegenden Buches haben Sie schon einen ersten Schritt getan, um sich über Ihr Krankheitsbild und die möglichen Behandlungen zu informieren. Damit können Sie auch schon ein Gefühl zur groben Einschätzung über die Kompetenz Ihres Arztes bekommen. Dies alleine sollte aber für die Entscheidung zu einem Arzt – ganz gemäß des Grundsatzes „Vertrauen ist gut, Kontrolle ist besser" – nicht ausreichend sein. Schließlich lassen Sie einen Eingriff vornehmen, der nicht mehr rückgängig gemacht werden kann. Trotz aller modernen und verbesserten Möglichkeiten nehmen Sie mit einer Operation ja auch etwas auf sich, immer das Ziel vor Augen, Linderung oder im Idealfall sogar völlige Beseitigung Ihrer Beschwerden zu erlangen.

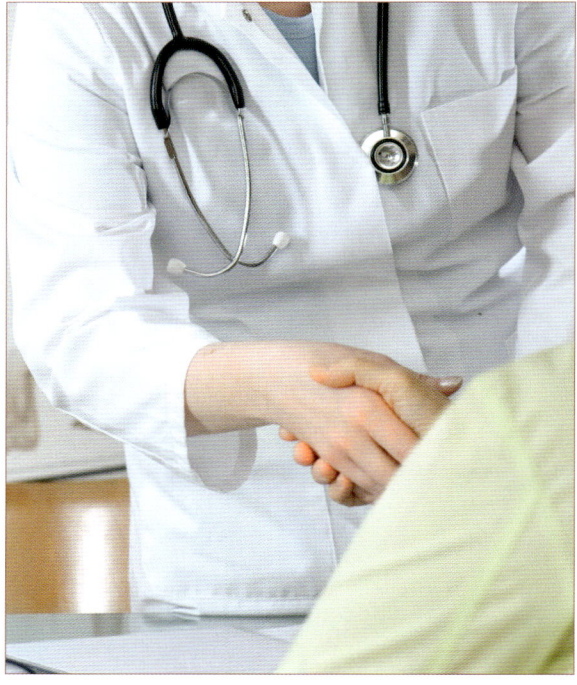

Wenn Sie noch auf der Suche nach einem Operateur sind, können Erfahrungswerte von anderen nicht schaden: Hören Sie sich einmal in Ihrem

Freundes- und Bekanntenkreis bzw. Familienumfeld um. Hat jemand schon einmal ein künstliches Hüftgelenk bekommen? Wenn ja, war diese Person zufrieden mit dem gesamten Ablauf und dem Eingriff selbst? Ein Haus- oder auch Facharzt Ihres Vertrauens kann Ihnen außerdem sicher auch Adressen geben bzw. empfehlen, die Sie kontaktieren können.

*Die Entscheidung für den „richtigen" Arzt, dem Sie sich anvertrauen wollen, sollte gut überlegt werden.*

## Transparenz und Vertrauen

Um Vertrauen zu vermitteln, sollte Ihnen ein Arzt oder eine Klinik transparent erscheinen. Sowohl was Durchführung, postoperative Zeit, als auch Risiken angeht, ist eine ausführliche Aufklärung zu erwarten. Ferner ist es ein interessanter Punkt zu erfahren, wie oft der Operateur den Eingriff (mit dem Ihnen angeratenen speziellen Verfahren) generell und in jüngster Zeit schon durchgeführt hat. Dabei muss man die Antworten immer auch in Relation dazu sehen, wie neu das Verfahren oder die Prothesenart ist und ob es wirklich das „Steckenpferd" dieser Einrichtung ist oder der gute Ruf bei Hüftoperationen sich eher aus einem anderen Verfahren ergibt. Wendet ein Arzt ein neueres Verfahren an und kann daher noch nicht allzu viele Operationen aufweisen, sollte er zumindest Seminare zum Erlernen der Technik besucht haben und ggf. einem bereits erfahrenen Spezialisten über die Schulter geschaut haben.

*Ein guter Arzt sollte dem Patienten keine Antworten schuldig bleiben. Außerdem sollte er über ausreichende Erfahrung und Routine in Bezug auf den geplanten Eingriff verfügen.*

Bei der Suche nach einem geeigneten Spezialisten sollte man auch „über den Tellerrand" hinausschauen und gegebenenfalls einen längeren Anfahrtsweg in Kauf nehmen, wenn eine weiter weg gelegene Klinik einen besseren Ruf hat. Allgemein gilt immer: Wenn Sie aus welchem Grund auch immer ein ungutes Gefühl haben, Sie kein Vertrauen zum Arzt fassen können, sich schlecht beraten fühlen, holen Sie sich eine weitere medizinische Meinung ein.

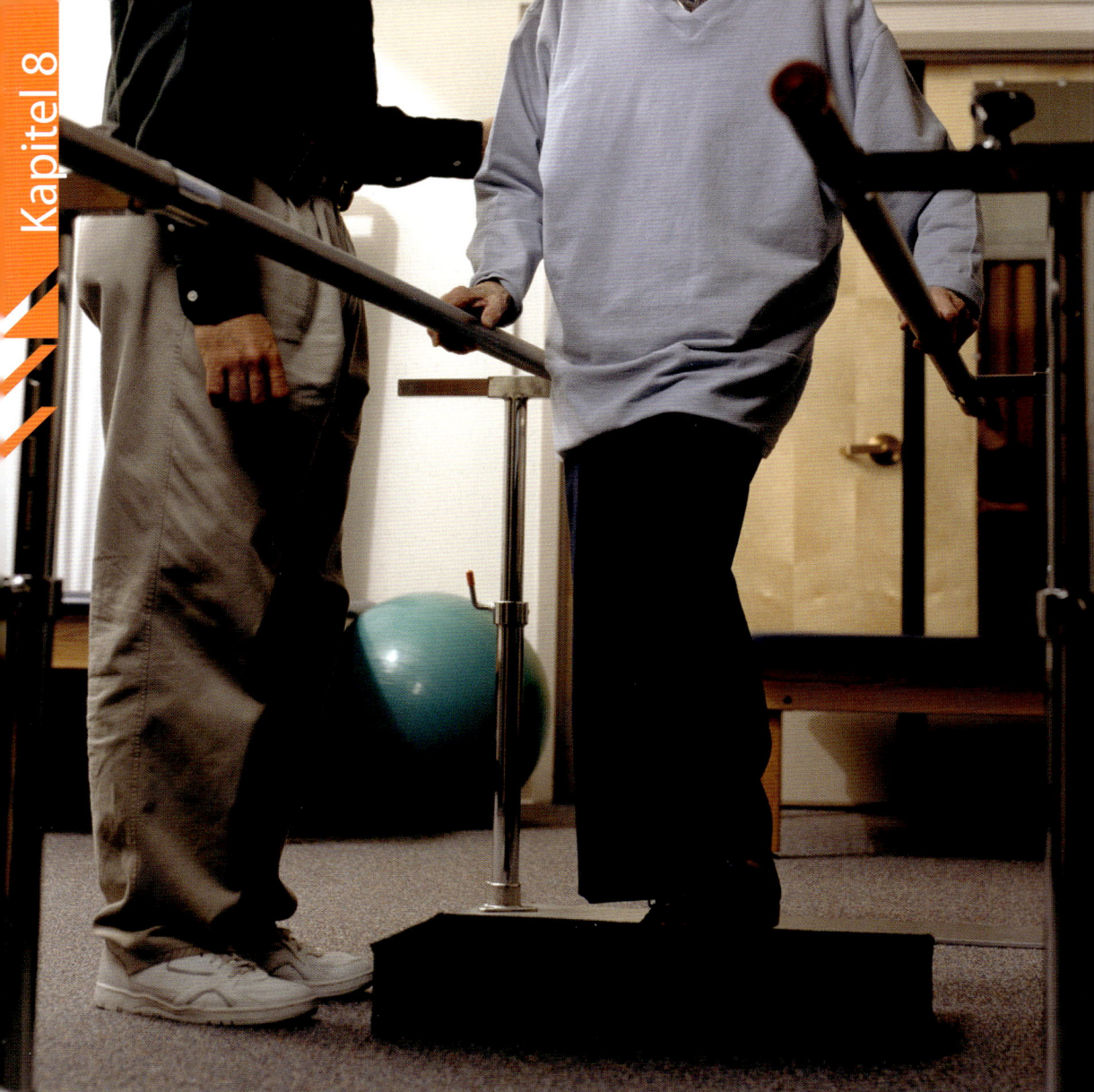

# Kapitel 8

## *Nach der Hüftgelenks-OP*

– wie geht es weiter?

# Rehabilitation

Nach der Implantation Ihrer neuen Hüfte und dem damit verbundenen stationären Aufenthalt im Krankenhaus wird in der Regel eine ca. dreiwöchige Rehabilitationsmaßnahme oder auch Anschlussheilbehandlung in einer Kur-/Spezialklinik durchgeführt, damit die Operation zum erhofften Ziel führt: Schmerzfreiheit und eine Verbesserung der Bewegungsfähigkeit respektive Gangsicherheit. Je konsequenter die Nachbehandlung durchgeführt wird, desto besser gelingt dabei die Wiedereingliederung in Alltag und Beruf. Während der Zeit in der Reha – sie kann ambulant aber auch stationär durchgeführt werden – stehen die vollständige Genesung und die Wiederherstellung der Lebensqualität des Patienten im Vordergrund. Um diese Ziele zu erreichen, ist eine aktive Teilnahme Voraussetzung. Damit dies für Sie möglich wird, sollten Sie sich bereits vor Beginn darüber Gedanken machen, was Sie von der Anschlussheilbehandlung erwarten und was für Sie angenehm ist. Hinterfragen Sie die Möglichkeiten der verschiedenen Einrichtungen wie z. B. die Lage und das Angebot. Nur wer sich in seiner Umgebung wohlfühlt, wird Energien für seine Heilung aufbauen können.

## 8.1 Schnell wieder fit – Reha, aber richtig!

Die Rehabilitation dient der Wiederherstellung Ihrer Lebensqualität – die körperliche Leistungsfähigkeit soll wiedergewonnen und eine Stabilisierung der Muskulatur erreicht werden. Je nach implantierter Prothese variiert die Nachbehandlung in Zeit und Durchführung, da eine unzementierte Prothese z. B. erst wesentlich später – nach etwa vier Wochen – voll belastet werden darf. Das heißt, dass direkt nach der OP das Gehen zunächst nur mithilfe von Unterarmgehstützen erfolgt, da ein Einwachsen des Prothesenschaftes in den Oberschenkelknochen Grundvoraussetzung ist, um einen sicheren Halt des Implantates zu gewährleisten.

*Auf die Operation folgt eine Reha-Maßnahme. Diese kann ambulant oder stationär durchgeführt werden.*

# Training führt zum Ziel

*Wesentlicher Bestandteil der Rehabilitation ist das Muskeltraining, das nicht nur das operierte Bein, sondern den ganzen Körper einbeziehen sollte.*

Damit die neue Hüfte „funktionieren" kann, ist es notwendig, die umliegenden Strukturen, also Muskeln, Bänder und Sehen, so zu stärken, dass sie das Hüftgelenk optimal (unter-)stützen. Das tägliche Training der Muskulatur ist somit ein wesentlicher Bestandteil der Rehabilitation. Es sollte immer unter der Leitung geschulter Trainer stattfinden, um ein versehentlich falsches Training zu vermeiden. Das Training umfasst dabei häufig zunächst die oberen Extremitäten und das nicht operierte Bein. Das von der Implantation betroffene Bein wird hingegen erst sehr langsam in das Training mit einbezogen, um eine eventuelle zu frühe Belastung zu vermeiden. Ein spezielles medizinisches Training hilft dabei, den Bewegungsumfang des operierten Beines zu verbessern, indem die gelenkführende Muskulatur gestärkt wird und verkürzte Strukturen wie Muskeln, Sehnen oder Bänder durch gezieltes Dehnen aufgelockert werden. Hierbei werden nicht nur die unmittelbar betroffenen Muskelgruppen trainiert, sondern ebenfalls umgebende Muskelgruppen, um ein ganzheitliches Training zu erreichen. Zusätzliches Ausdauertraining

## Das sollten Sie zur Reha mitbringen:

- Untersuchungs- und OP-Berichte
- Empfehlungen zur Nachbehandlung
- Sportbekleidung, auch für das Schwimmbad
- flache Schuhe mit durchgehender Sohle und Klettverschlüssen
- Medikamente, die täglich eingenommen werden müssen

*Auch mit Prothese kann Sport ausgeübt werden. Radfahren, Wandern und Schwimmen sind in der Regel problemlos. Tennis und Alpin-Ski erfordern dagegen die Rücksprache mit dem Arzt.*

Bevor Sie sportlich loslegen, sollten Sie deshalb unbedingt das Gespräch mit Ihrem behandelnden Arzt suchen, um mögliche Überbelastungen zu vermeiden. Je nach Prothese ist Sport für bis zu sechs Monate verboten. In dieser Zeit sollten Rehabilitation und Krankengymnastik im Vordergrund stehen, um eine gute Lauffähigkeit der Prothese zu garantieren. Wenn es dann schließlich wieder losgehen soll, gilt es folgende Punkte zu klären:

- Wie lange ist es her, dass Sie vor Einsatz der Endoprothese Sport treiben konnten?
- Spüren Sie noch Beeinträchtigungen nach Einsatz des künstlichen Gelenks? Kam es zu Komplikationen wie z. B. Infektionen?
- Sind Sie körperlich in der Lage Sport zu treiben (Übergewicht, Herz-Kreislauf-Erkrankungen, muskuläre Dysbalancen)?
- Haben Sie die Sportart, die Sie ausüben möchten, bereits vor der Operation ausgeübt?
- Handelt es sich um eine Revisionsendoprothese?

Die Klärung dieser Fragen dient vor allem dazu, eine für Sie geeignete Sportart zu definieren. Ein generelles Sportverbot wird bei aktiven, jüngeren Personen allgemein nur sehr selten ausgesprochen. Dies bezieht sich jedoch nur auf die üblichen Freizeitsportarten. Von Leistungs- und Wettkampfsport sollte man nach Einsatz einer Hüftendoprothese Abstand nehmen.

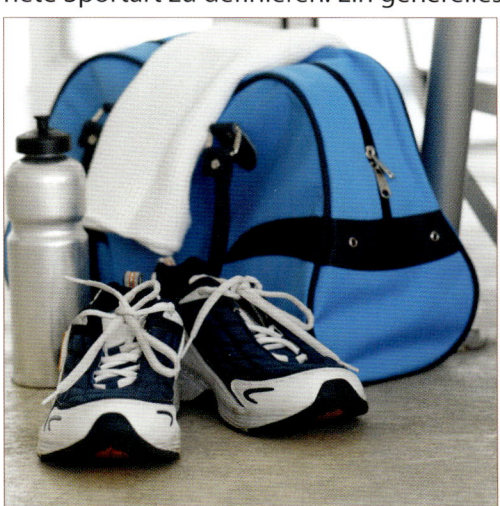

hart mit sich selbst, wenn Fortschritte länger auf sich warten lassen, als Sie sich erhofft haben.

## 8.2 Endoprothese und sportlich aktiv?

Der Alltag mit einem künstlichen Hüftgelenk hat zwei Seiten: Optimalerweise sollten Sie überhaupt nicht merken, dass Ihnen eine neue Hüfte implantiert wurde. Vergessen dürfen Sie es jedoch auch nicht, denn die Lebensdauer des künstlichen Gelenks hängt auch von der Belastung ab, die Sie ihm zumuten. Dabei spielt für immer mehr Menschen auch der Sport, egal ob in Form von Laufen, Walking oder Fußball, eine große Rolle.

### Weniger Belastung = längere Lebensdauer?

Noch vor wenigen Jahren war es üblich, Patienten nach einer Hüftendoprothesen-Implantation mitzuteilen, dass Sport jedweder Art zu vermeiden sei. Tatsächlich ist die Standzeit einer Prothese auch von ihrer Beanspruchung abhängig. Demgegenüber stehen jedoch Erfahrungen der letzten Jahre, dass eine gewisse Belastung des Körpers bzw. des Skelettes einen positiven Effekt auf den Knochenstoffwechsel hat – und so insgesamt zur Stabilität beiträgt.

Neben der Modellart Ihrer Prothese kommt es zusätzlich auf die eigene körperliche Konstitution an sowie auf die Sportart, die Sie ausüben möchten. Für Endoprothesenträger gibt es geeignete und weniger geeignete Sportarten. So sind Schwimmen, Radfahren und Walking geeignete Sportarten, während Rugby, alpiner Skilauf oder Handball aufgrund der Sturzgefahr nicht geeignet sind.

die Beine zu legen, um eine leicht abgespreizte Position einnehmen zu können.

## Jede Reha verläuft anders

*In der ersten Zeit nach der Operation sollten die Bewegungsbegrenzungen beachtet werden.*

Leider ist es trotz intensiver Bemühungen nicht immer möglich, Funktionseinschränkungen des Hüftgelenkes zu vermeiden. In solchen Fällen ist ein exaktes und erreichbares Trainingsziel in einem Arzt/Patienten-Gespräch zu ermitteln. Teil der Rehabilitation ist aus diesem Grund auch die Wiederherstellung des inneren Gleichgewichts der Patienten z. B. durch eine Gesprächstherapie. Haben Sie keine Scheu, Sorgen und Ängste in der Reha zu benennen – Ärzte und Betreuer sind auch hierfür Ansprechpartner.

## Freuen Sie sich über Fortschritte

*Auch kleine Fortschritte zählen und sollten entsprechend gewürdigt werden.*

Nach der OP und zu Beginn der Rehabilitation sind manche Patienten niedergeschlagen und fühlen sich hilflos und unbeweglich. Denken Sie daran: Die Reha sorgt dafür, dass es Ihnen Schritt für Schritt wieder besser geht. Seien Sie also nicht zu

### Mögliche Schwerpunkte einer Rehabilitation:

- *Medizinisches Therapietraining z. B. auf dem Laufband oder an Krafttrainingsgeräten zum Aufbau der Muskulatur*
- *Krankengymnastik (einzeln und/oder in der Gruppe)*
- *Krankengymnastik im Bewegungsbad*
- *Gehschulung*
- *Vorträge zum Thema (Leben mit einer Endoprothese etc.)*

# Rehabilitation

hilft dabei, Ermüdungserscheinungen, wie sie in der ersten Zeit nach der OP etwa nach längerem Gehen auftreten können, zu vermeiden.

## Alltägliche Situationen meistern

Neben dem aktiven Muskeltraining ist das Training durch einen Ergotherapeuten sehr wichtig. Er hilft Bewegungsabläufe, die das alltägliche Leben bestimmen, neu zu „lernen", um z. B. Stürze zu vermeiden. Gerade bei älteren Patienten ist dieser Aspekt der Rehabilitation besonders wichtig, um eine selbstständige Lebensweise so lange wie möglich gewährleisten zu können. Darüber hinaus verbieten sich in der ersten Zeit nach der Hüftgelenks-OP bestimmte Bewegungen wie etwa eine Hüftflexion über 90° oder ein Beugen des operierten Beines über die Mittellinie des Körpers. Auch die Innen- und Außenrotation des Beines sollte nicht zu weit durchgeführt werden.

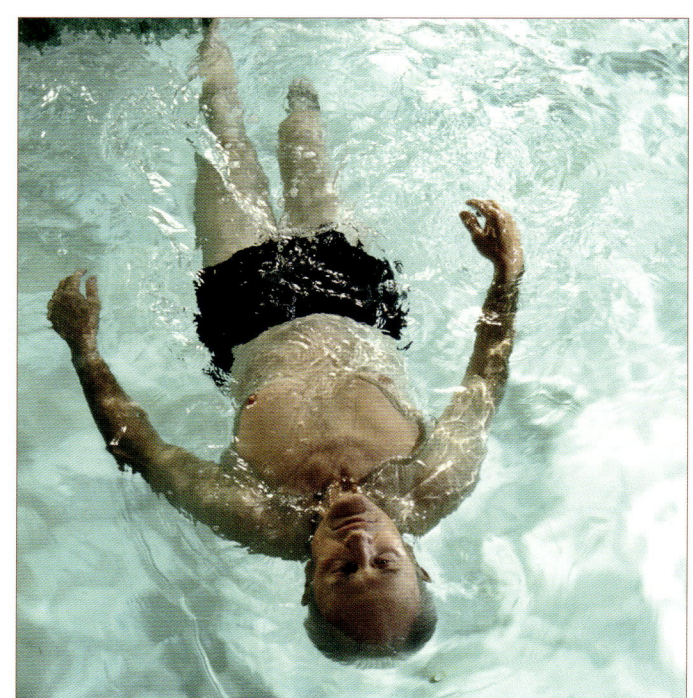

In den folgenden Wochen nach der OP sollte beim Schlafen die Bauchlage vermieden werden, um eine zu starke Belastung des neuen Gelenkes zu vermeiden. Rücken- und Seitenlage sind erlaubt, wobei es sich bewährt hat, ein dickes Kissen zwischen

# Rehabilitation

## Bevor Sie starten ...

Generelle Voraussetzung für eine sportliche Betätigung ist die gute Verheilung der Narben sowie ein ungestörtes Gangbild ohne Hinken, Fehlstellungen oder signifikante Beinlängendifferenzen. Eine gründliche Untersuchung, auch Ihres Allgemeinzustandes, hilft Ihnen im Vorfeld, Ihre Ziele zu definieren und Enttäuschungen zu vermeiden. Egal welche Sportart es letztendlich sein soll: Man sollte immer langsam beginnen und die Belastungen nach und nach steigern. Beim Joggen ist es z. B. sinnvoll zunächst in Intervallen von Lauf-und-Geh-Einheiten zu trainieren (z. B. 5 Min. laufen, 2 Min. gehen). Wenn die Kondition stimmt und keine Schmerzen in der operierten Hüfte auftreten, können die Intervalle nach und nach gesteigert werden. Des Weiteren gilt: Passen sie den Sport Ihrer operierten Hüfte an. Wer ger-

*Auf Kampf-, Leistungs- und Wettkampfsport sollte mit Hüftprothese eher verzichtet werden.*

### AUFWÄRMEN IST PFLICHT!

*Eine Endoprothese verpflichtet jeden Sportler dazu, ein geeignetes Aufwärmprogramm vor dem Sport durchzuführen. Ist der Körper einmal richtig durchwärmt, sollte das Dehnen folgen. Das richtige Dehnen hilft der Muskulatur, sich auf das nachfolgende Training vorzubereiten und Zerrungen zu vermeiden.*

*Sport ist für Personen verboten, die keinen ausreichend stabilen Prothesensitz nachweisen können oder bei denen die Gefahr einer Luxation besteht. Weitere Kontraindikationen sind Infektionen der Hüfte, Stabilität der Prothese nach einer Austauschoperation oder eine Prothesenfraktur. Des Weiteren sollte bei muskulären Instabilitäten, mit denen ein koordinatives Ungleichgewicht einhergeht, auf Sport verzichtet werden.*

ne golfen geht, darf dies auch weiterhin tun – Schuhe ohne Spikes sind jedoch vorzuziehen, da sie eine gleichmäßigere Verteilung der durch den Drehmoment des Schlages ausgelösten Kraft (Torsionskraft) auf die Beine gewährleisten.

## Generell gilt:

*Egal, welche Sportart ausgeübt wird, immer gilt: Langsam anfangen und die Belastungen nur nach und nach steigern. Falscher Ehrgeiz kann fatal sein.*

- Die Sportschuhe sollten eine gute Dämpfung besitzen und dem Fuß einen festen Halt bieten.
- Belastungsspitzen durch schnelle und unvermittelte Bewegungsänderungen vermeiden.

Schmerzen sind stets ein Zeichen für eine Überbelastung. Hören Sie deshalb auf Ihren Körper und reduzieren Sie die Belastung. Zähne zusammenbeißen ist hier fehl am Platze!

### ERLAUBT ODER NICHT?

| Möglich: | Bedingt möglich: | Nicht möglich: |
|---|---|---|
| Schwimmen | Joggen | Ballsportarten |
| Radfahren | Golf | Kampfsport |
| Gymnastik | Tennis | Geräteturnen |
| (Nordic) Walking | Skilanglauf | Alpinski* |

*\* für geübte Fahrer unter Umständen möglich*

## 8.3 Alltag und Endoprothese
### Situationen richtig einschätzen lernen

Wieder zu Hause und damit im Alltag angekommen sind viele Endoprothesenträger zunächst unsicher: Was ist erlaubt, wie kann ich das neue Gelenk belasten? Auf viele alltägliche Situationen werden Sie bereits in der Rehabilitation vorbereitet, etwa das richtige seitliche Liegen mit einem Kissen zwischen den Beinen oder das Aufstehen und Hinsetzen auf einen Stuhl. Für einige alltägliche Bewegungen gibt es darüber hinaus geeignete Hilfsmittel, um eine Überbelastung des Hüftgelenks zu vermeiden. Dabei gilt es zu bedenken: Jeder Mensch ist anders. Dies gilt auch für Endoprothesenträger und besagt, dass nicht alle Bewegungen von allen Patienten gleich gut ausgeführt werden können. Je nach Alter und allgemeinem Gesundheitszustand müssen unterschiedliche Dinge beachtet werden.

*Hilfsmittel können das Leben im Alltag erleichtern.*

- *Tragen Sie möglichst flache Schuhe mit rutschsicherer Sohle, die Ihnen einen festen Halt bieten. Geschlossene Schuhe sind in der ersten Zeit vorzuziehen. Statt Klettverschluss können auch Gummi- bzw. Spiralschnürsenkel verwendet werden. Sie sind elastisch, sodass man einfach in die Schuhe rein- oder rausschlüpfen kann.*
- *Ein langer Schuhlöffel hilft Ihnen in der ersten Zeit sehr. Benutzen Sie ihn stets von der Innenseite des Beins her, um eine Hüftluxation zu vermeiden.*
- *Benutzen Sie, wenn nötig, eine Greifzange. Sie erleichtert das Aufheben von Gegenständen vom Boden oder das Anziehen von Hose und Unterwäsche.*

## Machen Sie es sich einfach – Tipps für den Alltag

Wie weit die Füße von den Armen entfernt sind, merkt man erst dann, wenn ein beschwerdefreies Bücken nicht mehr selbstverständlich ist. Um die Gefahr eine Luxation der Hüfte zu vermeiden, ist in den ersten Monaten nach der OP der Gebrauch von Hilfsmitteln etwa zum Anziehen von Schuhen sinnvoll. Ein langer Schuhlöffel ermöglicht das Anziehen im Sitzen, sodass Sie sich nicht extra herunterbeugen müssen. Gleiches gilt für das Anziehen von Strümpfen. Eine Strumpfanziehhilfe ist ein praktisches Hilfsmittel und kann bei Notwendigkeit auch vom Arzt verschrieben werden.

*Stolperfallen in der Wohnung – möglichst schon vor der Operation – konsequent beseitigen.*

Sorgen Sie in Ihrer unmittelbaren Umgebung dafür, dass Stolperfallen wie lose Teppiche, ungesicherte Kabel oder rutschige Fliesen gesichert werden, um schwerwiegende Stürze zu vermeiden. Teppiche können z. B. fixiert werden und auf Fliesenböden etwa im Badezimmer ist eine rutschsichere Unterlage hilfreich. Denken Sie daran, bereits vor der Operation für eine sichere Umgebung zu sorgen. Möglicherweise möchten Sie auch häufige Gebrauchsgegenstände umräumen, sodass sie besser erreichbar sind, ohne dass Sie sich z. B. bücken müssen.

## Langes Gehen oder schweres Heben ist tabu

*Meiden Sie Überanstrengungen und planen Sie regelmäßige Ruhe- und Erholungspausen in Ihren Alltag ein.*

Nach der Rehabilitation fühlen sich viele Patienten als gesund entlassen und überschätzen mitunter die Anstrengungen des normalen Alltagslebens. Es gilt weiterhin, das neue Hüftgelenk nicht zu überlasten! Unterschätzen Sie z. B. nicht die Anstrengung eines langen Spazierganges. In der Anfangszeit ist es sinnvoll, zunächst kürzere Strecken zu gehen, sodass die Belastung nach und nach gesteigert wird.

# Alltag mit dem Kunstgelenk

Legen Sie sich auch tagsüber zwischendurch kurz hin und legen Sie die Beine dabei hoch. Das Hüftgelenk wird so entlastet und kann sich regenerieren.

Wenn Sie Einkäufe zu erledigen haben, achten Sie darauf, dass Sie nicht zu viel Gewicht auf einmal heben. Getränke lassen Sie sich besser bringen – das schwungvolle Heben von Getränkekisten ist Gift für das neue Gelenk!

## Pack die Badehose ein – Reise und Urlaub

Wer in den ersten Monaten nach der Hüft-OP verreisen möchte, sollte dies sehr genau planen. Denken Sie daran, dass langes Sitzen generell schädlich ist, und planen Sie genügend Pausen ein.

*Jedes Reisemittel erfordert seine eigenen Vorsichtsmaßnahmen.*

## Bei Reisen mit dem Auto

Lassen Sie sich wenn nötig beim Einsteigen helfen und achten Sie darauf, sich nicht in den generell recht niedrigen Autositz hineinfallen zu lassen. Wollen Sie sich auf den Beifahrersitz setzen, so sollte dieser weit zurückgeschoben sein, um ein gewisses Maß an Beinfreiheit gewährleisten zu können. Beim Hereinbringen der Beine in den Wagen halten Sie das operierte Bein mit beiden Händen am Oberschenkel fest und stützen Sie es so. Da es in der Beifahrerposition nicht möglich ist, eine Erhöhung

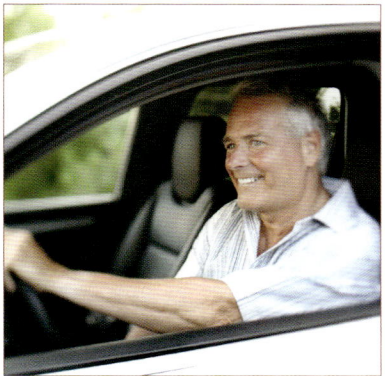

für das Bein unterzubringen, ist die Rückbank unter Umständen die geeignetere Alternative für eine längere Fahrt.

## Fahren mit der Bahn

Bahnreisen sind für Prothesenträger oftmals einfacher zu bewerkstelligen, denn sie sind nicht gezwungen, über Stunden sitzen zu bleiben. Auf kleineren Bahnhöfen kann es jedoch gut sein, dass Treppen zu bewältigen sind. Sollten sich diese als zu schwierig für Sie gestalten, weil Sie z. B. das operierte Bein noch nicht allzu hoch heben können, und evtl. ihre Begleitung auch nicht helfen kann, ist es möglich, über die Bahnhofsmission bzw. das Deutsche Rote Kreuz Hilfe zu bekommen.

## Fliegend zum Ziel

Für viele beginnt der Urlaub mit dem Einstieg ins Flugzeug – und damit zunächst mit oft stundenlangem Sitzen. Neben den üblichen Verhaltensregeln für Flugreisende z. B. um

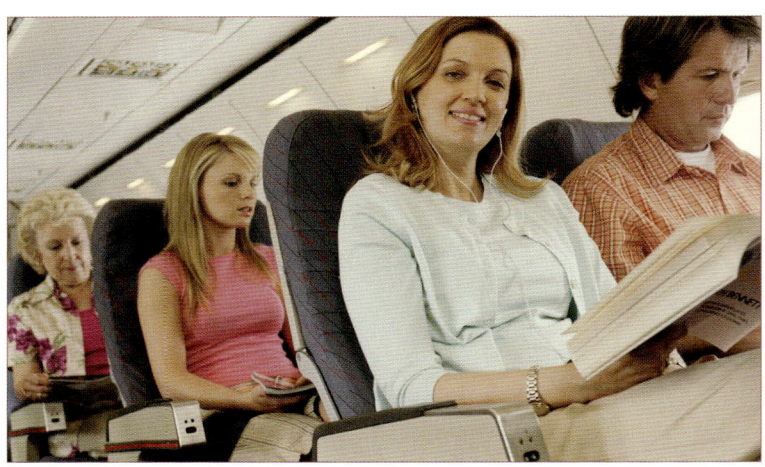

# Alltag mit dem Kunstgelenk

Thrombosen zu vermeiden, müssen Endoprothesenträger noch einiges mehr beachten. Zum einen sollten sie einen Endoprothesenpass mit sich führen, um eventuelle Überraschungen bei den Sicherheitskontrollen gelassen begegnen zu können. So kann es durchaus passieren, dass bei der Durchquerung der Sicherheitskontrollen der Alarm ertönt, da das Metall der Prothese den Metalldetektor auslöst. Den Endoprothesenpass erhalten Sie nach der Operation: Er nennt das Modell (Material und Prothesentyp), das Operationsdatum sowie Daten der Kontrolluntersuchungen.

*Auf langen Reisen auf Thromboseprophylaxe achten.*

## Schützen Sie sich vor Thrombosen

- Auch während des Fluges ist regelmäßige Bewegung Pflicht. Versuchen Sie stündlich einmal aufzustehen, damit das Blut in den Beinen wieder in Schwung kommt.
- Während des Sitzens sollten Sie ein Übereinanderschlagen der Beine vermeiden. Zum einen, weil diese Position ungünstig für das künstliche Gelenk ist, zum anderen, weil so das Blut zusätzlich gestaut wird.
- Bewegen Sie Ihre Beine auch im Sitzen. Heben Sie die Beine gelegentlich an und lassen Sie die Fußspitzen mal nach unten zum Boden und anschließend nach oben zur Decke zeigen. So bringen Sie die Venenpumpe in den Waden zum Arbeiten.
- Verzichten Sie auf alkoholhaltige Getränke, schwarzen Tee und Kaffee. Trinken Sie jedoch

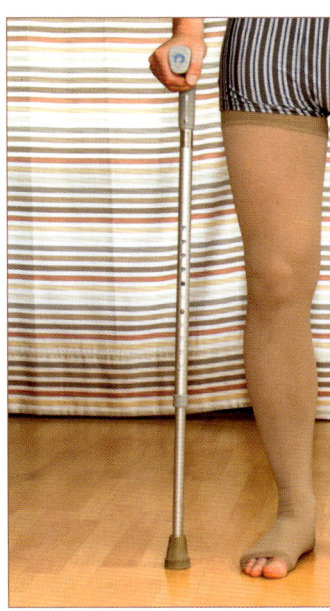

ausreichend Wasser oder Schorlen, da aufgrund der klimatisierten Luft während des Fluges Ihr Flüssigkeitsbedarf steigt.
- Vermeiden Sie die Einnahme von Beruhigungs- oder Schlafmitteln.
- Tragen Sie nach Möglichkeit Kompressionsstrümpfe. Ihr Arzt kann Sie hierzu beraten und Ihnen ein Rezept ausstellen.
- Unter Umständen ist die Gabe von Heparin, einem Thromboseschutzmittel, vor Beginn des Fluges sinnvoll. Denken Sie dabei an Hin- und Rückflug!

## Alltag und Alltagshilfen, Toilettensitzerhöhung, Badenwanne, Sex

Bei dem Hüftgelenkersatz besteht immer das Restrisiko der Luxation bei bestimmten Bewegungsmustern oder Stellungen des Beines. Dies hängt wiederum auch von dem gewählten Operationszugang und der Art der Prothese ab. Reden Sie am besten mit Ihrem Arzt über die zu vermeidenden Beinbewegungen. Prinzipiell sollten Sie beim künstlichen Hüftgelenk in den ersten acht bis zwölf Wochen nach der Operation bestimmte Vorsichtsregeln einhalten, das gilt natürlich auch beim Sex.

## 8.4 Gelenkkiller Übergewicht

*Übergewicht reduzieren, das tut nicht nur der Hüfte gut.*

Übergewicht, das ist für viele zunächst einmal ein ästhetisches Problem. So wird als Grund für die Abnahme einiger Kilos häufig der Wunsch genannt „schön" zu sein oder in die richtige Kleidergröße passen zu wollen. Selten spielen tatsächlich gesundheitliche Gründe in die Überlegungen hinein und der Ratschlag so manchen Arztes „das Körpergewicht zu reduzieren" verhallt ungehört – denn dauerhaft abnehmen ist schwer. Dabei gibt es gravierende medizinische Gründe, sein Gewicht im Normalbereich zu halten.

## Dicksein zieht Krankheiten nach sich

Zwar ist nicht jedes Kilo zu viel automatisch für bestimmte Krankheiten zuständig, doch ab einem BMI von 30 sollte unbedingt die Notbremse gezogen werden, auch wenn unmittelbare Einschränkungen noch gar nicht zu spüren sind. Je mehr Übergewicht der Einzelne mit sich trägt, desto auffälliger werden die Folgen des Übergewichts: Schweißausbrüche und Kurzatmig-

$$BMI = \frac{KÖRPERGEWICHT\ (KG)}{KÖRPERGRÖSSE\ (M)^2}$$

*Eine Tabelle mit Referenzwerten gibt Auskunft darüber, ob das Gewicht noch im Normalbereich liegt oder ob Unter- bzw. Übergewicht vorhanden ist. Die recht strengen Grenzwerte der WHO berücksichtigen jedoch nicht das Alter einer Person. Aus diesem Grund gibt es eine weitere Tabelle, welche die „normalen" Werte in Relation zum Alter nennt. All diese Werte können natürlich nur Richtwerte sein, da z. B. sehr muskulöse Menschen, obwohl gut in Form und gesund, automatisch als übergewichtig eingestuft werden. Des Weiteren gibt es auch Personen mit leichtem Übergewicht, die durchaus gesund sind.*

| Kategorie | BMI | |
|---|---|---|
| Untergewicht | < 19 | |
| Normalgewicht | 19 - 25 | |
| Präadipositas | 25 - 30 | |
| Adipositas Grad I | 30 - 35 | |
| Adipositas Grad II | 35 - 40 | > 25 Übergewicht |
| Adipositas Grad III | > 40 | |
| | | *(nach WHO)* |

| Alter | BMI |
|---|---|
| 19 - 24 | 19 - 24 |
| 25 - 34 | 20 - 25 |
| 35 - 44 | 21 - 26 |
| 45 - 54 | 22 - 27 |
| 55 - 64 | 23 - 28 |
| > 64 | 24 – 29 |

keit bereits bei leichten Anstrengungen (z. B. Treppensteigen), Atemaussetzer im Schlaf (Schlafapnoe) und Kreuz- und Gelenkschmerzen. Übergewichtsindizierte Krankheiten sind meistens Erkrankungen, die sich schleichend entwickeln. So sorgt das produzierte Fettgewebe auf Dauer für Bluthochdruck und Stoffwechselstörungen wie den Diabetes Typ II (Altersdiabetes). Doch auch das Skelett leidet: Je mehr Gewicht auf den einzelnen Gelenken lastet – betroffen sind hier die Lendenwirbelsäule, die Hüft- und Kniegelenke sowie die Sprunggelenke – desto stärker reiben die Knorpelflächen der Gelenke aufeinander – und begünstigen so die Entstehung einer Arthrose. Aus diesem Grund ist ein moderates Gewicht für Hüftprothesenträger unabdingbar, denn je weniger Druck auf der Prothese lastet, desto besser stehen die Chancen auf eine lange Standzeit.

## Abnehmen, aber richtig!

*Crash-Diäten sind eher schädlich. Nur langfristige Strategien zur Gewichtsabnahme bringen auch langfristige Erfolge.*

Der günstigste Zeitpunkt sein Gewicht zu reduzieren ist jetzt. Schieben Sie es nicht hinaus, überflüssige Pfunde loszuwerden. Wichtig ist vor allem: Versuchen Sie es nicht mit Crash-Diäten z. B., weil Sie vor der Prothesenoperation noch schnell ein paar Kilos loswerden wollen. Sie strengen den Körper zu sehr an und bringen auf Dauer nicht den erwünschten Effekt, nämlich sein Gewicht zu reduzieren und anschließend auch zu halten.

Sinnvoll ist die Ernährungsumstellung auf eine kohlenhydratarme, fettreduzierte und eiweißreiche Kost. Besonders Nahrungsmittel mit hohem Anteil an weißem Zucker und Weißmehlprodukte sollten gemieden oder reduziert werden. Achten Sie bei den Nahrungsmitteln auf den Fettanteil, denn dieser sollte möglichst unterhalb von 30 % liegen. Vermeiden Sie besonders die Kombinationen von

Alltag mit dem Kunstgelenk

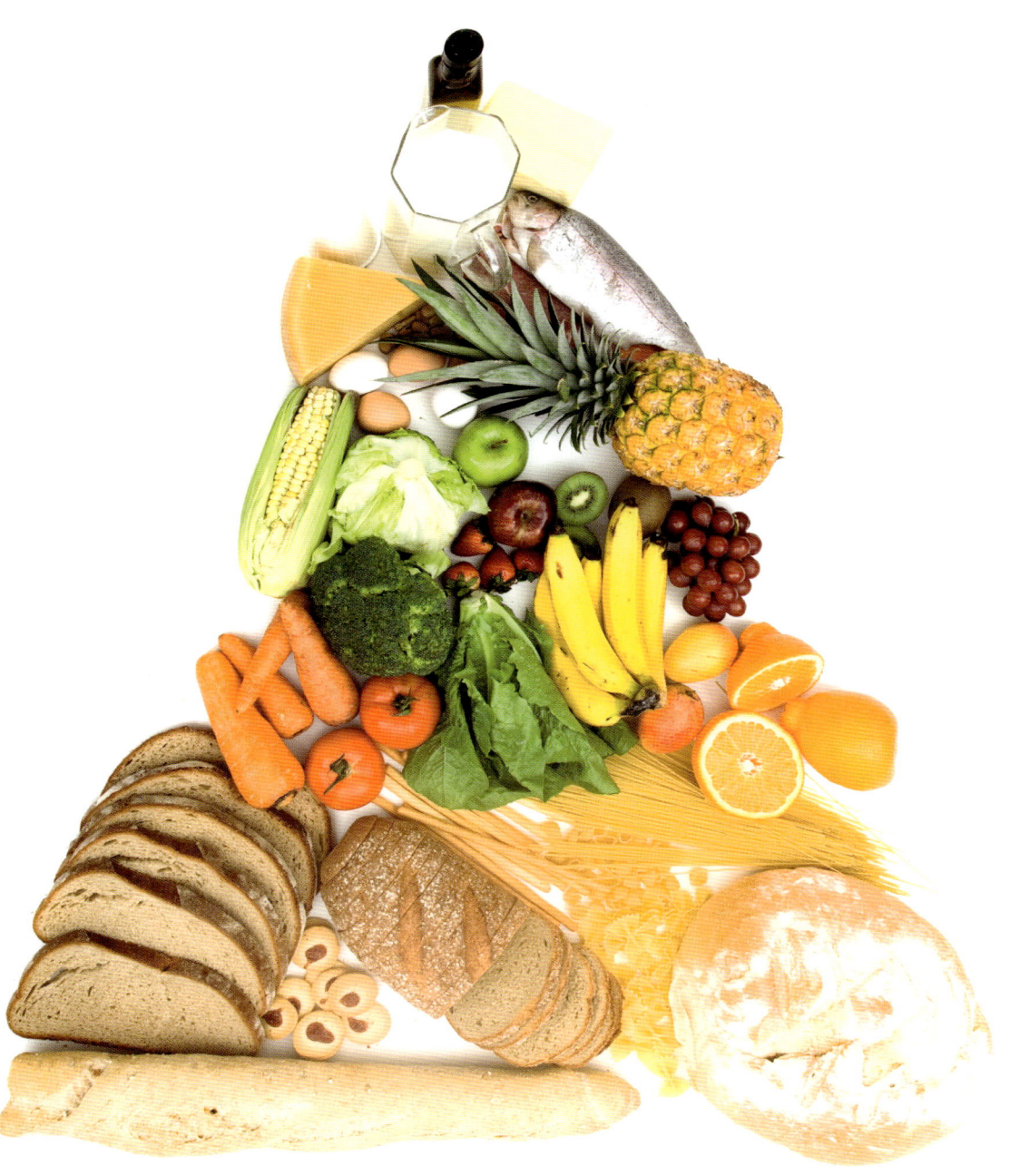

Weißmehlprodukten und Fett, wie diese bei Fast Food vorliegen. Versteckte Kalorien liegen zudem besonders auch in Softdrinks und Alkoholika vor.

Eine alternative und empfehlenswerte Möglichkeit, um Schritt für Schritt abzunehmen, ist ein innovatives ganzheitliches Konzept der Gewichtsreduktion, welches die Nahrungsergänzungslinie FitLine zurzeit im Markt etabliert. Dieses zu empfehlende Weight-Management-Konzept umfasst eine intensive Ernährungsberatung im Internet mit kohlenhydratarmer, fettreduzierter und eiweißreicher Kost und gezieltem sportlichen Training mit ausführlicher Anleitung. Darüber hinaus enthält es eine Betreuung durch ein Team mit erfahrenen Ernährungsexperten sowie die Stabilisation der Sättigung und des Hungergefühls durch ein innovatives Produkt. Kombiniert wird dieses Konzept zu Beginn mit sinnvollem Einsatz von Nahrungsergänzung und diätetischen Mahlzeitenersatz.

Effektiv Übergewicht reduzieren, langfristig schlanker und leistungsfähiger leben, sich leichter, beweglicher und zufriedener fühlen, dies ist das Ziel dieses Programms.

### 8.5 Wie lange hält ein neues Hüftgelenk?

Die künstliche Hüfte oder Endoprothese wird nach dem Vorbild des menschlichen Hüftgelenks gefertigt und besteht quasi aus den drei gleichen Teilen: Hüftpfanne, Oberschenkelkopf und dessen Verlängerung, bei der Prothese als Hüftschaft bezeichnet. Um ein künstliches Gelenk zu implantieren, wird zunächst die Hüftpfanne ausgefräst und mit einer künstlichen Pfanne bestückt. Um den künstlichen Oberschenkelkopf fest zu verankern, wird in den Oberschenkelhals zuerst der Hüftschaft eingesetzt. Auf diesen kann im Anschluss der Oberschenkelkopf aufgesetzt werden. Man unterscheidet bei Hüftprothesen im Wesentlichen zwei verschiedene Implantierungsmethoden: Zementiert und unzementiert. Zementiert bedeutet, dass der Hüftschaft mittels einer fest werdenden Polymethylmethacrylatmasse (Knochenzement) im Knochen verankert wird, während eine unzementierte Hüfte aufgrund von Krafteinleitung und Verspannung fest im Knochen verklemmt wird und im Laufe der Zeit möglichst mit diesem verwächst. Je nach Erfordernis kann auch eine sogenannte Hemi-Prothese implantiert werden. In diesen Fällen werden lediglich Hüftschaft und Oberschenkelkopf implantiert, die ursprüngliche Hüftpfanne bleibt jedoch erhalten. Welchem Verfahren der Vorzug gegeben wird, hängt stark vom Alter des Patienten ab, ebenso vom ärztlichen Befund. Als günstig für die Lebensdauer gilt, dass noch möglichst viel Knochensubstanz vorhanden/zu erhalten sein sollte.

## Lebensdauer

Man geht heute davon aus, dass eine Prothese rund 15 bis 20 Jahre halten kann. Abweichungen nach oben und unten sind möglich. Bei der Lebensdauer sind darüber hinaus Unterscheidungen zwischen Erstprothesen und Revisionsprothesen zu treffen. Revisionsprothesen werden immer dann eingesetzt, wenn es zu Problemen – Lockerungen, Entzündungen aufgrund starken Abriebs etc. – gekommen ist. Bei diesen Prothesen stellt sich das Problem der schwindenden Knochensubstanz, da durch die erste Implantation generell weniger Knochensubstanz zur Verfügung steht. Dies hat zur Folge, dass Revisionsprothesen in der Regel zementiert eingesetzt werden. Oftmals erfolgt dieser Schritt nach einer langen Lebenszeit der Erstprothese.

*Heute geht man von einer Standzeit für moderne Endoprothesen von rund 15 bis 20 Jahren aus.*

## Auch Endoprothesen können „verletzt" werden

Wie das natürliche Hüftgelenk auch kann eine Prothese durch Unfälle oder Stürze „zu Bruch" gehen. Lange Zeit galten aus diesem Grund Keramikköpfe, die wegen ihres geringen Abriebs geschätzt werden, als unsicher, da sie bei sportlichen Personen mitunter bei etwas höherer Belastung gebrochen sind. Dank Forschung und konsequenter Weiterentwicklung gelingt es jedoch heute Keramikköpfe zu fertigen, die nur noch selten brechen und somit aufgrund ihrer hohen Bioverträglichkeit sehr langlebig sind. Somit unterliegt die Lebensdauer mehreren Faktoren und kann nur schlecht eingeschätzt werden. Zu den häufigsten Gründen für eine Wechseloperation gehören:

### Möglicher Behandlungsplan eines Krankenhauses

| Alter | Aktivitätslevel | Lebenserwartung | Berufstätigkeit | Komorbidität |
|---|---|---|---|---|
| < 60 | eher hoch | eher hoch | eher ja | unbedeutend |
| < 60 | eher hoch | eher hoch | eher ja | unbedeutend |
| > 60 | eher hoch | eher hoch | eher nein | unbedeutend |
| > 60 | eher niedrig | eher niedrig | eher nein | bedeutend |

## Eigenschaften des Kunstgelenks

- Unfälle
- falsche Belastung
- starker Abrieb, der zu Entzündungen im Gelenk führt
- fortschreitende Osteoporose

## Materialabrieb – tägliches Problem

Mit jedem Schritt, den ein Prothesenträger tut, reiben Hüftkopf und -pfanne aneinander, wodurch feine Abriebpartikel erzeugt werden. Diesem Problem versucht man mit möglichst abriebfreien Gleitpaarungen zu begegnen. Hier sind besonders Metall-Metall- und Keramik-Keramik-Gleitpaarungen zu nennen. Im Gegensatz zu der herkömmlichen Kombination von Metall-Oberschenkelkopf und Polyethylen-Pfanne überzeugen sie durch sehr geringe Abriebraten.

| Implantat Hüftpfanne | Implantat Oberschenkelknochen | Gleitpaarung | |
|---|---|---|---|
| Oberflächenersatz Press-Fit zementfrei | Oberflächenersatz zementiert | Metall-Metall* | Je nach Anatomie und Zustand der Hüft- bzw. Oberschenkelgelenkflächen |
| Titan Press-Fit zementfrei | Titankurzschaft zementfrei | Keramik-Keramik | |
| Titan Press-Fit zementfrei | Titangeradeschaft zementfrei | Keramik-Keramik | |
| Titan Press-Fit zementfrei | Titangeradeschaft zementfrei | Polyethylen-Keramik | |

\* Metall-Metall-Gleitpaarungen werden seit Jahrzehnten erfolgreich in der Hüftendoprothetik eingesetzt. Aufgrund erhöhter Lockerungsraten bei bestimmten Prothesenmodellen und einem gegenüber anderen Gleitpaarungen verstärkten Metallabrieb wird der Einsatz von Metall-Metall-Kombinationen jedoch zunehmend kontrovers diskutiert.

# *Glossar*

## A

**Arthritis**
Gelenkentzündung, kann durch Bakterien verursacht sein, meist aber abakteriell, z. B. bei rheumatischen Erkrankungen

**Arthrose**
degenerativ (meist durch Verschleiß oder Fehlbelastungen) bedingte Veränderung des Gelenkknorpels, die zu einer Zerstörung des ganzen Gelenks führen kann

**Arthroskopie**
Gelenkspiegelung mittels kleinster optischer Geräte

## B

**Bisphosphonate**
Medikamentengruppe, die vorwiegend zur Behandlung von Knochenerkrankungen eingesetzt werden

## C

**CCD-Winkel**
Centrum-Collum-Diaphysen-Winkel: Winkel zwischen Oberschenkelschaft und -hals

**Chondroprotektiva**
Knorpelschutzstoffe

**Chondrosarkom**
bösartiger Knochentumor, der seinen Ausgang von den Knorpelzellen nimmt

**Cortison**
Bezeichnung für Medikamente, die in ihrer Wirkung dem Nebennierenrindenhormon Cortisol entsprechen, vorwiegend wird die starke entzündungshemmende Wirkung genutzt

**Coxarthrose**
Arthrose des Hüftgelenks

## D

**Degeneration**
Verschleiß, Rückbildung bzw. Zerstörung von Körpergewebe

## E

**Endoprothese**
künstlicher Gelenkersatz

**Endoskop**
kleine Kamera an einem Rohr oder einem flexiblen Schlauch, mit dem das Innere von Organen untersucht wird

**Epiphyse**
Endstück von Röhrenknochen

**Ergotherapeut**
Berufsbezeichnung, die aus der Zusammenlegung von Beschäftigungs- und Arbeitstherapie entstanden ist, Ergotherapeuten unterstützen Menschen bei der Bewältigung ihres Alltags in Beruf, Schule, Kindergarten, Familie und im Freizeitbereich

## F

**Femur**
Oberschenkelknochen

**Flexion**
Beugung eines Gelenks, gegenläufige Bewegung von Extension (Streckung)

**Fraktur**
Knochenbruch

## H

**Hüftdysplasie**
zusammenfassende Bezeichnung für meist angeborene Reifungsstörungen bei der knöchernen Entwicklung des Pfannendachs im Hüftgelenk, kann unbehandelt zu einem Auskugeln des Hüftkopfes aus der Pfanne führen, Hochrisikofaktor für die Entwicklung einer frühzeitigen Hüftarthrose

## I

**Iliosakralgelenk**
Verbindung zwischen Darmbein (Os ilium) und Kreuzbein (Os sakrum)

**Implantation**
Einpflanzung

## K

**Knorpelzelltransplantation**
Übertragung von Knorpelzellen zur Defektauffüllung bei einem Knorpeldefekt im Gelenk, die Übertragung erfolgt entweder als Zelllösung, die mit einem Knochenhautläppchen gedeckt wird oder gebunden an eine Trägersubstanz (Matrix)

## L

**Labrum**
knorpelige Pfannenlippe

**Luxation**
Ausrenkung, Verrenkung

## M

**matrixgestützt**
Anzucht von Knorpelzellen in einer strukturierten Grundsubstanz (Matrix), die dann passgenau in den Knorpeldefekt eingesetzt wird

**Metaphyse**
Knochenzone zwischen dem Endstück und dem Schaft bei Röhrenknochen, Zone des Knochenwachstums bei Kindern

**Metastase**
Absiedlung eines bösartigen Tumors

**Mikrofrakturierung**
auch micro fractures genannt, ein arthroskopisches Verfahren, mit dem die Bildung von Ersatzknorpel angeregt werden soll. Dabei wird mit feinen Nadeln der Knochen im Bereich des Knorpeldefekts perforiert. Die im austretenden Blut enthaltenen Stammzellen differenzieren sich nach einer gewissen Zeit zu einem belastbaren Ersatzknorpelgewebe, das den ursprünglichen Defekt ausfüllt.

**Morbus Perthes**
kindliche Hüftkopferkrankung, die mit Durchblutungs- und Wachstumsstörung einhergeht, es kann zum teilweisen Absterben des Knochens kommen

**Mosaikplastik**
arthroskopisches Operationsverfahren, bei dem Knochenknorpelstanzzylinder aus einer unbelasteten Stelle eines Gelenks entnommen und in einen Knorpeldefekt eingesetzt werden

## O

**Osteophyt**
knöcherner Anbau in degenerativ veränderten Gelenken, Versuch der Natur die Gelenkfläche zu vergrößern, um den Auflagedruck zu mindern

**Osteosarkom**
bösartiger Knochentumor

## P

**Physiotherapie**
Heilverfahren, bei dem durch spezielle Therapietechniken Störungen der Körperfunktionen vermieden oder beseitigt, Fehlentwicklungen korrigiert und Heilungsprozesse eingeleitet oder unterstützt werden sollen, oft gleichgesetzt mit Krankengymnastik im weiteren Sinn

**Polyethylen**
ein in Medizin und Technik weitverbreiteter Kunststoff

**Pridie-Bohrung**
s. Mikrofrakturierung

## R

**resonant**
in der Eigenfrequenz schwingend

**Rheumatoide Arthritis**
auch chronische Polyarthritis genannt, ist die häufigste entzündliche Form des Rheumas, befällt überwiegend die Gelenke, seltener auch innere Organe

## S

**Spastik**
durch eine Schädigung von Gehirn oder Rückenmark bedingte erhöhte Eigenspannung der Muskulatur

**Spinalanästhesie**
eine Art der rückenmarksnahen Regionalbetäubung, bei der ein örtliches Betäubungsmittel in Höhe der Lendenwirbelsäule in den Hirnwasserraum gespritzt wird. Dadurch werden die dort verlaufenden Nerven blockiert

**Spongiosa**
von lat. spongia = Schwamm, bezeichnet das im Innenraum von Knochen vorhandene schwammartig aufgebaute System aus feinen Knochenbälkchen (Trabekeln)

**Synovialis**
Gelenkschleimhaut

**Synovitis**
Entzündung der Gelenkschleimhaut (Synovialis)

**Szintigrafie**
Untersuchungsmethode, bei der organspezifische schwach radioaktiv markierte Substanzen gespritzt werden. Diese reichern sich in den zu untersuchenden Organen an. Die abgegebene Strahlung wir mittels spezieller Kameras im sogenannten Szintigramm sichtbar gemacht.

## T

**Trochanter major**
großer Rollhügel am oberen Ende des Oberschenkels, Ansatzpunkt verschiedener Muskeln

**Thrombose**
Verschluss eines Blutgefäßes durch ein Blutgerinnsel (Thrombus)

## U

**Umstellungsosteotomie**
Operationsverfahren, bei dem eine krankhafte Beinachse korrigiert wird, indem Knochen durchtrennt und in geänderter Stellung wieder zusammengefügt wird, um geschädigte Gelenke zu entlasten und eine Arthroseentwicklung zu stoppen